약해진 심장을
건강하게 만드는 방법

의사가
추천하는
혼자 힘으로

약해진 심장을
건강하게 만드는 방법

심장 재활법

고즈키 마사히로 지음
도호쿠대학 명예교수·의사

명다인 옮김

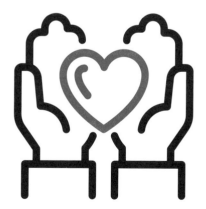

청홍

시작하며

어느 날 당신은 심근경색으로 심장 발작을 일으켜 구급차로 병원에 이송되었습니다.

당신은 결국 입원하게 되었지만 바로 수술을 받은 터라 생명에 지장은 없습니다. 치료도 잘 끝나 무사히 퇴원 절차를 밟게 됩니다. 우여곡절 끝에 고비를 넘긴 당신은 이제야 한시름 놓습니다.

그런데 정말로 그럴까요?
목숨은 건졌지만 분명 불안할 겁니다.

"예전처럼 지낼 수 있을까……?"

편하게 집을 나서거나 차를 타도 괜찮을까?
지하철을 놓치지 않으려고 서둘러 걷거나 계단을 오르내려도 괜찮을까?

저는 지금까지 수많은 심장질환 환자를 진찰해 왔습니다.
그리고 대다수가 이러한 불안을 안고 살고 있다는 것을 알고 있습니다.

예전처럼 지낼 수 없는 이유는 언제 또 재발할지 몰라서 그렇습니다.

마음속에 불안이 있는 한 좋아하는 골프를 치러 갈 수도, 노래방에 갈 수도 없습니다.

게다가 입원 생활이 길어지면 정상적인 보행이 어려워지는 사람도 있습니다.

퇴원하고 집에 돌아온 기쁨도 잠시, 혼자서 화장실에 가지 못하는 사람도 있습니다.

의사가 할 일은 환자의 병을 낫게 하는 것입니다.

그런데 사실 심장질환은 '여기서 끝'이 아닙니다. 치료를 마치고 퇴원한 환자가 재발에 대한 불안 없이 안심하고 사회로 복귀할 수 있는 환경까지 만들어야 합니다. 이것은 아주 중요한 과제이며 어떻게 해야 좋을지 저는 항상 고민했습니다.

이런 마음으로 개발한 '심장 재활법'을 이 책에서 설명하고자 합니다.

이쯤에서 한 가지 질문을 드리죠.

'재활'은 병이나 부상이 생긴 이후에 시행하며 신체가 건강한 사람과는 무관한 행위라고 생각하나요?

대답은 '아니오'입니다. 신체가 건강한 사람도 재활에서 얻을 수 있는 효과는 큽니다. 심장질환 재활에 관해서는 특히 그 경향이 두드러집니다.

그러니 무관하다는 생각은 당치도 않습니다. 이 책을 읽는 독자들, 더욱이 건강에 자신 있는 사람도 큰 관련이 있습니다. 그 이유는 본문에서 자세히 설명하겠습니다.

시험이나 테스트를 떠올려 보세요. 시험 점수가 나쁘면 부진했던 부분을 다시 복습하지 않나요? 이 부진한 시험 결과가 질병 또는 부상이고 시험이 끝난 뒤의 공부가 재활입니다.

그러나 좋은 점수를 받기 위해 미리 철저하게 예습하면 시험을 망칠 가능성이 줄어드니 시험이 끝난 뒤에 억지로 복습하지 않아도 됩니다. 바로 이 예습 공부가 신체가 건강한 사람이 해야 할 재활에 해당합니다.

즉 건강한 사람이 심장 재활을 시행하면 온갖 심장질환의 발병 위험이 줄어들고, 설령 발병해도 양호한 예후를 기대할 수 있습니다.

한때 심장질환 하면 '안정이 최우선이다'라는 원칙이 있었습니다. 심근경색으로 내과와 외과 치료를 받고 나면 안정을 취하는 것이 정설로 통했던 것이죠.

그런데 이후의 연구에서 이 이론은 완전히 부정당합니다.

심장질환이 발병한 후 가만히 안정만 취하면 신체를 회복하고 양호한 건강을 유지하는 데 방해가 된다는 사실이 밝혀진 것입니다. 오히려 입원해 있을 때부터 적절한 부하가 걸리는 운동을 하면 신체 회복이나 예후도 좋아지고 재발 방지도 할 수 있습니다.

이것이 지금 의학계가 권장하는 확고한 사실입니다.

1994년, 도호쿠대학병원에 우리나라 최초로 '내부장애재활과(신체 장기에 장애나 질환이 있는 경우를 내부 장애라고 한다)'가 신설되었습니다.

이 내부 장애 재활 프로그램 중 하나를 응용한 것이 심장질환 회복 및 재발 방지를 목표로 하는 심장 재활 운동 치료, 즉 '심장 재활법'입니다.

다른 사람의 힘을 빌리지 않고 혼자서도 집에서 간단하고 안전하게 할 수 있다는 장점이 있습니다. 한 사람이라도 더 많이 할 수 있도록 연구한 심장 재활법입니다.

심장은 자신의 힘만으로 '건강'하게 만들 수 있습니다.

심장 재활법을 꾸준히 실천하면 심장질환이 있어도 신체가 건강하고 운동을 하지 않는 사람보다 더 오래 산다는 연구 결과도 있을 정도입니다.

또 심장이 튼튼해져 심장질환 예방 면에서도 굉장한 효과를 기대할 수 있습니다. 즉 심장질환 환자들뿐 아니라 심장에 대한 걱정이 많거나, 나이 들어서도 심장질환은 피하고 싶은 사람에게도 유용합니다.

실제로 건강 검진에서 심장 건강을 우려하던 사람들의 불안이 개선되었다는 연구 보고도 있습니다.

이 심장 재활법이 심장 건강을 걱정하는 모든 사람 그리고 건강한 사람도 활기차고 즐겁게 오래 살아가는 데 도움이 된다면 좋겠습니다.

-∿- 제 4 장 -∿-
이런 사람은 주의가 필요합니다!
당신의 심장은 괜찮은가요?

〰〰 제5장 〰〰
100세까지 건강한 심장을 지키기 위해 알아야 하는 것

제1장

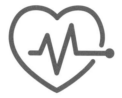

약해진 심장도
혼자 힘으로 건강하게
만들 수 있다

오늘날 심장질환은 '치료되는' 병이다

나는 식량을 운반하고 모두에게 나눠주는 일을 한다.

그리고 그들의 쓰레기를 수거해 옮긴다.

나는 매일 일한다. 내가 쉬면 다들 먹지도 못하고 쓰레기투성이가 될 테니까.

솔직한 마음으로 혼자 일하기 힘들다. 그런데 아무 말 않으니까 다들 당연하게 생각하는 것 같다. 아무도 나를 신경 써 주지 않는다.

어느 날 갑자기 쓰러졌다. 나도 점점 나이가 들고 있다. 무리한 만큼 약해졌다. 하지만 타고난 건강 체질이라 날 걱정해 주는 사람이 지금까지 단 한 명도 없었다.

내가 쓰러지고 나서 다들 배를 곯고 있다. 쓰레기도 넘치고 있다. 이 대로 가다간 병이 날지도 모른다.

모두가 부랴부랴 나를 돌봐 주었다. 덕분에 겨우 회복했다.

나는 다시 일을 시작했고 식량도 쓰레기도 다시 운반하게 되어 한숨 돌렸다.

드디어 원래대로 돌아왔다.

아니, 잘못 생각했다. 그렇게 보일 뿐이다.

나는 더이상 힘을 짜내지 못한다. 또 쓰러질까 봐 지금은 최대한 일을 줄이고 있다. 식량이 줄어들자 다들 점점 수척해지고 있다. 이대로는 위험하다.

하지만 어쩔 도리가 없다.

이 일을 할 수 있는 건 나밖에 없으니까―.

뜬금없이 이야기를 들려주어 놀랐나요? 그보단 내용에 더 놀랐을 수도 있겠군요.

이야기 속의 '나'는 당신의 심장입니다. 네, 이건 당신의 심장 이야기입니다. 여러분은 이렇게나 심장을 혹사하고 있습니다.

그리고 이야기 도중 '나'는 결국 쓰러지고 맙니다. 심장질환의 최종 종착지인 '심부전(心不全)'을 묘사한 것입니다.

이를테면, 심근경색은 예고도 없이 갑자기 찾아옵니다. 전조 증상이 거의 없고, 설령 있다고 해도 심각하게 여기지 않는 경우가 많습니다. 그리고 치료를 마치고 퇴원한 후에도 재발할지 모른다는 불안이 마음 한구석에 있습니다.

당신은 몇 개 해당하나요?

- ☐ 화장실에 가기만 해도 심장이 두근거린다
- ☐ 계단을 조금만 오르내려도 숨이 찬다
- ☐ 식은땀이 자주 난다
- ☐ 가슴이 쪼여오는 듯한 통증이 있다
- ☐ 빨리 걷기만 해도 맥박수가 상승한다
- ☐ 얼굴이나 다리에 부종이 잘 생긴다
- ☐ 운동 습관이 없다
- ☐ 담배를 피운다
- ☐ 심장질환 이력이 있는 가족이 있다
- ☐ 소시지 등 가공식품을 자주 먹는다
- ☐ 케이크나 단빵 등 단것을 좋아한다
- ☐ 간이 센 음식을 좋아한다
- ☐ 식사가 중요하지 않아 대충 먹는다
- ☐ 스트레스를 많이 받는다
- ☐ 술을 많이 마신다
- ☐ 나도 모르게 밤을 샌다
- ☐ 뜨거운 물에 목욕하는 것을 좋아한다
- ☐ 변비가 있어서 배변으로 고생한다
- ☐ 생활에 시간적 여유가 없다
- ☐ 혈압이 높다

하지만 걱정하지 않으셔도 됩니다. 약해진 심장을 다시 건강하게 만들고 재발도 막을 수 있으니까요.

당신은 심장을 얼마나 혹사하고 있을까?

앞쪽의 체크리스트를 보고 해당하는 항목에 표시해 보세요. 어떤가요? 예상했던 것보다 체크한 항목 수가 많나요?

이 질문들은 심장에 부담이 잘 가고, 훗날 협심증·심근경색·심부전 등의 심장질환을 일으킬 가능성이 큰 사고방식, 행동, 신체 상태를 정리해 놓은 것입니다.

즉 해당하는 항목이 많을수록 심장이 지쳐 있고 심장질환 발병 위험이 큰 상태라고 할 수 있습니다.

체크한 항목이 3개 이상인 사람은 지금보다 더 심장을 소중히 돌보지 않으면 향후 심각한 문제가 발생할 가능성이 큽니다.

하지만 너무 걱정하지 않아도 됩니다. 절망할 필요도 없습니다.

왜냐하면 심장에 주는 부담을 줄이고 심장을 건강하게 만드는 확실한 방법이 있으니까요. 이 방법을 실천하면 심장은 오래 살 수 있습니다. 심장이 오래 살면 당연히 수명도 늘어납니다.

그리고 이 책에서 소개하는 심장 재활법이 바로 그 방법입니다.

재활(Rehabilitation)이라는 말에는 '원래대로 돌아오다' '회복하다'라는 의미가 있습니다. 그래서 재활은 병이 생긴 이후에 시행한다는 인식이 있지만, 병이 생기기 전에 시작해도 심장질환 예방과 수명 연장 등 얻을 수 있는 효과는 큽니다.

따라서 이 책에서 말하는 재활은 심장질환 예방을 목적으로 하는 '훈련' 또는 '생활 습관 개선' 정도로 생각해 주세요. 그 빈도나 부하(負荷)는 병이 생긴 이후의 재활과 다르지만, 권장하는 행동과 사고방식은 대체로 비슷합니다.

지금 40, 50대라면 당장은 건강에 문제가 없더라도 심장을 관리해야 하는 시기가 맞습니다. **당신이 몇 살이든 심장은 단련할 수 있습니다. 아직 늦지 않았습니다.** 그 어떤 예방도 하지 않고 방탕한 생활을 하다 심장질환이 발병하면 그때는 후회해도 늦습니다.

"즐기면서 살다 가는 게 인생 목표"라고 으스대며 당질 범벅인 음식을 먹다 당뇨병이 생기거나, 담배를 연거푸 피우다 암에 걸리고 나서야 "좀 줄일 걸 그랬어요……"라고 후회하는 환자를 많이 만났습니다.

지금 혹시 뜨끔하지 않았나요?

심장에 관해서도 똑같이 말할 수 있습니다.

심장 재활은 놀라울 만큼 간단하고 누구나 실천할 수 있습니다. 식사, 생활 습관, 운동에 대한 의식과 행동이 조금만 달라져도 심장은 튼튼해집니다.

지금 당장 자신의 힘으로 '건강한 심장'을 만들어 보세요.

언어장애, 인지기능 저하에서 화려하게 부활

이번에는 실제로 심장 재활 치료를 받고 화려하게 부활한 환자의 이야기를 들려드리겠습니다. 당시 70세였던 A의 사례입니다.

A는 어느 날 아침 심근경색으로 병원에 긴급 후송되었습니다. 혼수상태가 약 1개월 동안 지속되자 집중치료실(ICU, Intensive care unit)에서 치료받기 시작했습니다.

전조 증상은 없었습니다. 건강 검진 결과에서도 큰 이상이 없었기 때문에 그야말로 마른하늘에 날벼락이었다고 합니다.

다행히 의식은 돌아왔지만, A는 손가락이 제 뜻대로 움직이지 않아 안타깝게도 글자를 잘 쓰지 못하게 되었습니다.

인지기능까지 저하되어 글자가 생각나지 않는 후유증이 상황을 더 악화시켰던 것입니다. 가족들 말에 따르면 A는 자각하지 못했지만, 대화(발화)도 부자연스러웠다고 합니다.

심근경색으로 A가 받은 피해는 상당히 컸습니다.

그러나 곧 심장 재활 치료를 시작하게 되면서 상황은 크게 달라집니다.

침대에서 일어나는 훈련을 시작으로 점차 걸을 수 있게 되었고, 퇴원하고 나서는 주로 걷기 운동을 했습니다.

그렇게 재활을 시작한 지 3, 4개월이 지나자 다른 사람도 알아볼 수 있을 정도로 술술 써 내려갔습니다.

그리고 한동안 일어설 때 느껴지던 현기증도 사라지고 인지기능도 개선되었습니다. 또 자연스러운 대화가 가능해지고 취미인 골프도 다시 친다고 합니다.

A처럼 어떠한 전조 증상도 없이 심근경색이 발병하는 경우는 드문 일이 아닙니다. 그리고 심근경색은 심장의 힘이 약해져 뇌와 전신에 혈액이 충분히 공급되지 않아 운동장애, 언어장애, 인지기능 저하를 일으키는 뇌경색과 유사한 증상이 나타나기도 합니다.

그러나 인내심을 가지고 심장 재활을 꾸준히 하면 증상이 개선될 여지는 충분히 있습니다. 절대 포기해서는 안 됩니다. 희망을 놓지 않으면 언젠간 빛이 비칠 테니까요.

왜 심장 재활을 하면
심장이 건강해질까?

'약해진 심장이 건강해진다' 이런 꿈같은 일이 정말로 가능할까요?

아직 믿기 힘들다는 사람도 있을 겁니다.

그러나 이 책에서 설명하는 심장 재활법은 장수에 굉장히 유의미한 효과가 있습니다. 공식적인 과학적 근거도 있는 프로그램이랍니다.

저는 도호쿠대학에서 의학을 공부했고, 1981년에 의사 면허를 취득한 후에는 내과 전문의의 길로 나아가 심장과 내분비 호르몬의 연관성을 위주로 연구하고 있었습니다.

이때 심장 재활의 중요성을 알게 되어 재활 공부도 병행했습니다. 바야흐로 1995년도입니다. 이후 시행착오를 반복하면서 전문의 자격증을 취득한 데서 멈추지 않고 새로운 일에도 도전했습니다. 덕분에 심장 재활 현장에서 많은 경험을 쌓을 수 있었습니다.

내과와 재활, 두 가지 전문의 자격증을 모두 소지한 의사는 우리나라에 10명 정도밖에 없습니다. 이런 경력 덕분에 알게 된 것이 있고 저만이 할 수 있는 이야기도 많습니다.

재활에 대한 인식이 잘못되었거나 그 중요성을 간과하는 사람이 많습니다. 저는 그들에게 설명하고 설득하느라 몇 번이나 옥신각신했습니다.

환자만이 아닙니다.

의사도 마찬가지입니다.

재활에 무관심하고 그 진정한 힘을 이해하지 못하는 사람이 너무나 많습니다.

하지만 저는 제 두 눈으로 똑똑히 보았습니다. 심장 재활로 증상이 호전된 사람을요. 또 심장이 단련되어 건강을 되찾은 사람을요. 우선은 독자 여러분이 확실한 과학적 근거와 함께 심장 재활의 위대함을 알아주셨으면 합니다.

방법 자체는 단순하지만 때로는 기적 같은 일이 일어납니다. 재활을 꾸준히 하면, 이 기적은 내게도 일어날 수 있습니다.

세계 기준의 의료 기술 평가에서 '최고 등급'을 받아 신뢰성이 있다

심장 재활의 효과를 증명하는 구체적인 과학적 근거를 하나부터 열까지 나열하려면 이 책 한 권으로는 턱없이 모자라기 때문에 대표적인 근거 몇 가지만 설명하겠습니다.

우선 허혈성 심장질환(협심증이나 심근경색) 환자가 심장 재활을 하는 경우, 심장 재활을 하지 않은 경우보다 심혈관 질환으로 인한 사망률은 26% 감소하고, 입원 위험은 18% 감소한다는 사실이 밝혀졌습니다.

또 심부전 환자가 심장 재활을 하는 경우, 심장 재활을 하지 않은 경우보다 다양한 이유로 인한 입원은 25% 감소하고, 심부전으로 인한 입원은 39% 감소한다고 증명되었습니다.

심장 재활을 하면 혈관이 확장되어 온몸 구석구석까지 혈액이 공급됩니다. 즉 혈액 순환이 원활해져 결과적으로 심장의 부담이 덜어지고 잃었던 기력이 회복됩니다.

또 의료계에서는 모든 질환을 두고 '어떤 치료를 할지(의료 기술)' 4가지 관점에서 순위를 매깁니다.

이 4가지 관점이란 '권장 클래스 분류', '과학적 근거 레벨', 'Minds(Medical Information Distribution Service) 권장 등

급', 'Minds 과학적 근거 분류'를 말하며, 각각 3~7단계의 지표가 있습니다. 최고 순위에는 'Ⅰ' 및 'A'가 붙습니다.

실제로 **심장 재활은 급성 관상동맥증후군(협심증이나 심근경색), 만성 심부전, 심장 수술 후, 말초 동맥질환, 심장이식 후 등 수많은 심장질환에서 'ⅠAAⅠ'라는 최고로 좋은 평가를 받았습니다.**

다만 부정맥에서는 'ⅡaBBⅡ' 평가를 받았으며, 부정맥의 대표 질환인 심방세동에 관한 과학적 근거는 계속 축적되고 있습니다. 심장 재활 효과가 아직 충분히 인정받지 못한 이유는 왜일까요? 지금까지의 연구는 부정맥 중에서도 '돌연사로 이어지는 부정맥'에 집중되어 있었고, 인공 심박동기(pacemaker), 이식형 제세동기(ICD) 등 몸속에 심는 의료기구 개발을 우선시했기 때문입니다. 부정맥 환자를 위한 심장 재활 연구는 앞으로 더 활발해질 것으로 기대받고 있습니다.

심장 재활의 중요성과 신뢰성을 알리기 위해 잠시 전문적인 이야기를 했습니다. 자세한 내용은 246쪽의 자료 〈의료 기술의 4가지 관점(권장 클래스와 과학적 근거 레벨)〉을 참고해 주세요.

이 정도로 확실한 과학적 근거가 있는 '오늘부터 누구나 시작할 수 있는' 치료는 그리 많지 않습니다.

의사로서 자신 있게 심장 재활을 권할 수 있습니다.

심장질환 치료의 새로운 상식, '안정보다 운동'

유감스럽지만 심장 재활은 아직 대중에게 널리 알려진 치료라고 말하기 어렵습니다.

그 이유 중 하나는 오래전부터 옳다고 믿은 심장질환 치료(현재 기준으로는 잘못된 치료)의 잔상이 지금도 남아 있기 때문입니다.

오래전이라고 해도 1970년대 무렵이지만, 당시 심장질환 치료의 기조는 '안정이 최우선'이었습니다. 운동은 당치도 않다, 안정을 취하지 않으면 심장이 파열되거나 병세가 더 나빠지거나 재발한다는 이유에서였죠.

물론 심장이 파열되면 사람은 죽습니다. 그래서 수많은 환자가 오로지 안정만 취하며 상태가 호전되기를 기다렸습니다. 그러나 결과적으로 근력은 크게 저하되었고 다른 사람의 도움 없이는 걷지 못하는 환자가 속출했습니다. 두 달 가까이 안정을 취하라는 지시를 받았으니 무리도 아닙니다.

스포츠에 대입해 보면 더 쉽게 이해할 수 있습니다.

심한 부상으로 수술을 받고 잘 끝났지만, 완치까지는 아직 시간이 걸리는 상황입니다. 이때 통증이 완전히 사라질 때까지 절대 운동해서는 안 된다. 아니면 다친 부위 상태를 보고 의사와 상담하면서 점차 운동량을 늘린다. 과연 어느 쪽이 회복이 빠를까요?

또 회복 후에 어느 쪽이 더 운동 수행 능력이 높을까요?

정답은 이미 나와 있습니다. 뻔한 답을 묻는다고 생각하겠지만, 당시에는 전자가 정답이라고 생각하는 분위기가 압도적이었습니다.

그런데 이후 '심장질환 치료에는 안정보다 운동이 더 효과가 높은 것으로 보인다'는 과학적 근거가 등장합니다.

이 중 협심증이 있는 미국의 임업 종사자의 사례가 유달리 인상에 깊게 남아 있습니다. 집에서 안정을 취하기보다 벌목 작업을 했더니 가슴 통증을 비롯한 협심증 증상이 호전되었다고 합니다.

그리고 1999년 독일에서 발표된 논문은 '안정보다 운동이 효과적이다'라는 분위기를 한층 고조시킵니다. 일찍이 안정이 중요시되던 만성 심부전 환자를 대상으로 '운동을 하지 않는 집단'과 '주 2~3회 운동을 하는 집단'을 나누어 3년 후 생존율을 조사했습니다. 그 결과, '주 2~3회 운동을 하는 집단'의 환자가 '운동을 하지 않는 집단'의 환자보다 2배 이상 높은 생존율을 보였습니다.

현재 **심장질환의 기조는 '안정을 취하면 오히려 수명이 줄어든다'**입니다. 그럼에도 '안정을 취해야 좋을 것 같다'는 구시대적 사고방식은 여전히 뿌리 깊게 남아 있습니다. 심장 재활이 세상에 널리 알려지려면 아직 한참 멀어 보입니다.

심장에 대한 올바른 지식을 습득하면 누구나 수명을 늘릴 수 있습니다. 이 책에서 부디 그 방법을 알아 가시길 바랍니다.

또 하나 덧붙이자면, 심장 재활 요소 중 하나인 '운동'은 심장질환이 없는 사람에게도 그 효과가 발휘되어 장수로 이어진다는 사실이 증명되었습니다.

1996년부터 2008년까지 실시된 대규모 연구에서 운동을 비롯한 심장 재활이 심장질환이 없는 사람에게도 효과가 있다는 결과가 나왔습니다. 자세한 내용은 248쪽의 자료 〈운동량과 운동 시간으로 달라지는 사망률〉를 참고해 주세요.

그러니 '나 정도면 건강하고도 남지'라는 생각이 들어도 하루 빨리 심장 재활을 시작하셨으면 합니다.

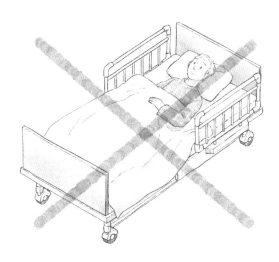

'안정을 취해야 낫는다'는 정말로 잘못된 생각!

당신의 약해진 심장이 건강해지는 획기적인 방법

제게 이런 질문을 많이 하십니다. 정말로 심장에는 암이 생기지 않을까요?

결론부터 말하면 '심장암'은 존재합니다. 하지만 대부분 다른 장기에서 전이된 형태라서 심장 자체에서 암이 발병하는 경우는 아주 드뭅니다.

그렇다면 여기서 질문입니다. 심장암은 왜 잘 없을까요?

①심장 온도가 높아서

②심장에서 생성되는 호르몬이 암을 억제해서

③심장 세포는 거의 늘지 않아서

몇 번이 정답인지 감이 오시나요? 사실 '모두' 정답입니다.

심장의 온도는 40~42도로 다른 장기보다 온도가 높습니다. 암은 고열에 취약하다는 성질이 있어서 온도가 높은 심장에서는 암세포가 생기기 어렵습니다.

또 심장은 '심방 나트륨 이뇨 펩티드(心房Natrium利尿 peptide; ANP)'라는 호르몬을 생성합니다. 이 호르몬은 주로 물이나 나트륨 이뇨, 혈관 확장 등의 생리 작용을 통해 생체의 체액 균형과 혈압 조절 역할을 합니다. 게다가 이 호르몬에는 암세포를 억제하는 작용도 있어서 암이 생기기 어려우며 전이도 어렵다고 보고 있습니다.

이제 ③을 살펴보죠. 암세포는 비정상적인 지방 분열을 통해 증식합니다. 그런데 심장은 심근이라는 근육으로 이루어져 있고, 근육은 세포분열을 거의 하지 않으므로 암이 생기기 어려운 구조입니다. 참고로 성인의 심장은 '세포분열을 마친 장기(臟器)'라고도 부릅니다.

그런데 제가 왜 이런 질문을 했을까요? 다름이 아니라, 심장이 근육으로 이루어져 있다는 것을 말하고 싶었습니다.

다른 장기와 다르게 심장은 계속 움직입니다. 그야말로 죽는 순간이 올 때까지 움직이죠. 이유는 아주 단순합니다. 심장이 멈추면 사람은 죽으니까요.

인간의 몸 구조는 복잡하며 장기는 많고 질병은 다양합니다. 신장도 간도 췌장도 모두 중요합니다. 하지만 심장보다 중요한 장기는 없습니다. 누구도 부정할 수 없는 사실이죠.

다리와 허리를 열심히 단련하고 뇌를 반복 훈련해도, 건강하게 오래 살기 위한 절대 조건은 건강한 심장입니다. 심장이 망가지면 모든 것이 물거품입니다.

심장은 매우 섬세한 장기입니다.

건강 검진에서 아무런 이상도 발견되지 않았는데, 급성 심부전으로 돌연사하는 경우도 있습니다. 사실 저는 동종업계 지인 둘을 심부전으로 떠나보냈습니다(자세한 내용은 164쪽). 그 어떤 전조 증상도 없는 돌연사였죠.

의학 지식이 풍부한 의사에게조차 이런 일이 일어납니다. 그만큼 심장은 중요하고 까다로운 장기입니다.

그런데도 심장을 소홀히 대하는 경향이 있습니다. 술을 자주 마시면서 간장 건강을 염려하거나, 담배를 피우면서 폐암을 걱정하는 이야기는 종종 듣지만, 건강한 사람이 심장을 정성 들여 돌본다는 이야기는 낯설게 들립니다.

종합 정밀 건강 검진이나 일반 건강 검진에서 심전도에 이상이 발견되거나, 실제로 심장질환이 있는 경우가 아니라면 심장을 신경 쓸 겨를은 거의 없습니다. 과연 이대로 괜찮을까요?

심장의 노화는 20세 무렵부터 이미 시작되었습니다.

심장의 노화 속도는 생활 습관에 크게 좌우됩니다.

서구화된 식생활로 균형 잡힌 영양소를 섭취하지 못하고, 운동 부족, 수면 부족, 음주 및 흡연 등으로 알게 모르게 심장에 부담을 주고 있습니다. 이렇게 방치하다가는 정말로 큰일 납니다.

하지만 이제라도 위험을 인지했다면 괜찮습니다. 하나부터 조금씩 생활 습관을 개선하면 심장의 수명을 늘릴 수 있습니다. 이 책에서 소개하는 심장 재활이야말로 생활 습관을 개선하고 약해진 심장을 도와 오래 살기 위한 비법입니다.

일찍 죽지 않으려면 운동을 하자

'재활'이라고 하면, 보통 '병이나 부상이 있는 사람이 사회로 복귀할 수 있도록 훈련하는 행위'라는 인식이 대체로 많습니다.

심장 재활에 관해서도 마찬가지로, 1964년 세계보건기구(WHO)가 발표한 재활의 정의를 보아도 '조기이상(早期離床, 수술이나 다양한 질환으로 침대에 누워 있는 환자를 침대에서 조기에 일어나고 걸을 수 있게 돕는 일)'과 조기 사회 복귀를 목표로 하는 것'이라고 나와 있습니다.

하지만 1980년대에 들어서면서 **운동 치료만이 아니라 식사**

치료, 환자 교육, 상담을 아우르는 심장 재활의 '포괄적 재활'의 중요성이 널리 인식되기 시작했습니다.

또 같은 시기에 만성 심부전 환자를 위한 심장 재활이 재입원과 심장질환으로 인한 사망률을 효과적으로 감소시킨다는 사실이 밝혀졌습니다.

이렇게 하여 심장 재활의 효과를 입증하는 과학적 근거가 많이 축적되어 갔습니다.

현재 심장 재활의 목표는 단순히 체력 회복을 돕는 훈련 또는 허혈성 심장질환의 위험 인자 개선을 위한 개입에서 끝나지 않습니다. **심장질환 환자의 생명 예후(질환이나 수술 등 경과에 따라**

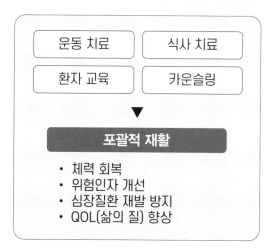

심장 재활에는 운동 치료만 있지 않다

생명을 유지할 수 있는지 예측)와 QOL(Quality of Life＝삶의 질) 개선에 관해서도 확실한 과학적 근거가 있다고 봅니다.

심장 재활이 여러 방면에서 보여 주는 혁신적인 효과는 의학계에서도 인정받습니다.

심장 재활에는 운동 치료만 있지 않습니다. 식사 치료, 약물 복용법, 질환에 대한 지식 교육이 모두 하나의 프로그램으로 묶여 있습니다.

역설적으로 말하면 그만큼 이 모든 방면에서 개선이 필요하다는 이야기죠.

이는 모두가 동의하는 의심할 여지 없는 사실입니다.

한편 우선순위에도 문제점이 있습니다. 심장 재활은 무엇부터 시작해야 할까요? 심장질환의 종류에 따라 다르겠지만 우선은 운동 또는 식사 습관을 점검해야 합니다.

의학이 발달하면서 과거라면 생각지도 못했을 엄청난 치료제가 이 세상에 쏟아져 나왔습니다.

하지만 **약의 효능이 아무리 뛰어나다고 해도 운동 치료와 식사 치료가 먼저입니다.** 약은 먹지 않아도 살 수 있지만, 제아무리 건강한 사람도 운동과 식사를 하지 않고는 살 수 없으니까요.

특히 식사는 원치 않아도 매일 공복 상태로 돌아오기 때문에 이틀 넘게 아무것도 먹지 않고 마시지 않는 사람은 없습니다.

그렇다면 운동은 어떨까요?

어릴 때는 교과목에 체육 수업이 있었고, 여름 방학에는 텔레비전에서 보여 주는 맨손 체조가 있었습니다. 그러다 어른이 되면서 운동하는 습관은 없어졌고, 건강 검진에서 운동 부족이라는 결과지를 받아도 바쁜 일상에 쫓겨 몸을 방치하고 있지 않나요?

요즘은 재택근무가 보편화되면서 아침부터 저녁때까지 방에만 있는 사람도 있습니다. 걷기라는 최소한의 움직임조차 여의찮은 시대입니다.

당신은 인생에 필요한 만큼의 운동을 하고 있다고 당당하게 말할 수 있나요?

그렇지 않은 사람을 위해 제2장에서는 심장 재활 중에서도 일상에서 가볍게 시작할 수 있는 운동 치료를 중심으로 소개하겠습니다.

'안정이 최우선'이라는 생각을 버려야 장수할 수 있다

'빨리 나으려면 안정을 취해야 한다.'

'심장 수술을 받은 후에는 심장에 부담이 가지 않도록 얌전히 누워 있어야 한다.'

과거에는 이런 대전제가 깔려 있었습니다.

그런데 병이 다 나았는데도 원래의 일상으로 돌아가지 못하는 사례가 끊이질 않았습니다. 앞서 설명했다시피, 안정을 취하는 행위가 외려 운동 기능의 회복을 방해해서 그렇습니다.

놀랍게도 인간은 아무 일도 하지 않고 잠만 자도 하루에 근육량이 약 2% 감소합니다.

요컨대 입원하고 있는 중에도 식사 치료와 약물 치료와 더불어 적당한 운동 부하가 필요하다는 말입니다.

실제로 회복기 반년 동안 심장 재활을 하면 남은 수명에 어떤 영향을 미치는지 비교한 연구가 있습니다. 심장 재활을 실시한 집단은 심장 재활을 하지 않은 집단보다 사망률이 56% 감소했고, 재발률은 28% 감소하여 분명한 차이를 보였습니다. 게다가 심장 재활을 꾸준히 한 사람은 동년배 일반인(=심장질환이 없는 사람)과 수명이 비슷하다는 데이터도 있습니다. 자세한 내용은 249쪽의 자료 〈회복기 반년 동안 심장 재활을 하면 이렇게 달라진다〉를 참고해 주세요.

그렇다고 무작정 운동에 열을 올릴 필요는 없습니다.

운동 부하도 그 정도는 다양합니다. 심장 재활에서도 '급성기' '회복기' '유지기' 각 단계에서 권장하는 운동 치료는 다릅니다.

심장 재활의 가장 큰 특징은 심부전 환자도 가능한 안전한 운동에 기반을 둔다는 점입니다.

극단적인 예시로 타고난 체력이 좋은 젊은 사람도 수술한 지 얼마 안 돼서 오래 뛰는 것은 도저히 불가능합니다. 즉 고통이 예상되는 운동을 할 필요는 없다는 뜻입니다.

고령자도 바로 시작할 수 있는 수준의 운동 부하도 그 효과는 있습니다. 이러한 특성에 심장 재활의 큰 의의가 있습니다.

쇠뿔도 단김에 빼라는 말이 있습니다. 누구나 바로 시작할 수 있다는 점이 심장 재활의 핵심 가치입니다.

수술하면 전부 해결된다고 생각하나요?

제1장의 마지막에서는 심장 시술과 수술을 한 번도 두 번도 아니고, 세 번이나 받고도 꾸준한 심장 재활을 통해 일상을 되찾은 B의 사례를 소개하겠습니다.

B는 62세 남성입니다. 어느 날 그는 출근길 지하철 계단을 오르다 이상 증상을 느꼈습니다. 특정 부위가 아픈 것도 아닌데 비지땀이 쏟아져 내렸다고 합니다.

건강 검진 결과는 늘 괜찮았습니다. 그래서 이 난생처음 느껴

보는 증상에 불안해진 그는 그 길로 병원으로 향했습니다.

진단명은 협심증이었습니다.

비지땀을 쏟은 이유는 협심증으로 관상동맥이 좁아졌기 때문이었습니다.

이후 B는 좁아진 관상동맥을 풍선으로 부풀리는 시술을 받고 일시적으로 회복합니다. 그런데 상태가 다시 나빠져 이번에는 관상동맥에 스텐트를 삽입하는 시술을 받습니다. 수술은 잘 끝났지만 얼마 안 가 또다시 나빠져 결국 관상동맥 우회술(막힌 관상동맥에 우회로를 만드는 수술)까지 받게 됩니다⋯⋯.

B는 1년 남짓한 기간 동안 세 번 연속으로 시술과 수술을 받게 된 것입니다.

증상이 더 심해지지 않게 건강을 유지하겠다고 다짐한 B는 관상동맥 우회술을 받은 후 심장 재활을 시작하게 되었습니다.

B가 실시한 재활은 스트레칭, 걷기, 계단 오르내리기 같은 운동 치료 중심이었습니다. 식사 치료도 함께 말이죠. 염분 섭취량을 줄이고, 단백질은 주로 생선으로 섭취했으며, 채소도 많이 먹고, 몸에 좋다는 들깨 기름을 사용하는 등 식습관을 바꾸고 꾸준히 재활에 임했다고 합니다.

그러자 협심증과 심근경색으로 인한 심장 발작은 단 한 번도 일어나지 않았고 심장 상태가 나빠졌나 싶은 느낌조차 전혀 없었다고 합니다.

그야말로 심장 재활의 성과가 드러나는 순간이었습니다.

B가 여러 차례 수술을 받았듯이 협심증과 심근경색은 재발률이 높아서 재수술 확률을 0으로 만드는 것은 굉장히 어렵습니다.

하지만 심장 재활을 통해 이 확률을 낮추는 것은 가능합니다. 수술 후 어떻게 대처하는가에 따라 심장질환이 발병하기 전보다 더 생기 있고 건강하게 지낼 수 있습니다.

심장 재활은 장소와 시간에 구애받지 않고 누구나 할 수 있는 간단한 운동이지만, 장수와 수명 연장에 대한 과학적 근거를 가장 많이 보유하고 있습니다.

심장질환 발병 또는 수술 당일로부터 1~2주까지를 '급성기'라고 합니다. 이 기간에만 심장 재활을 한 환자와 '회복기' 그리고 5개월 이후의 '유지기' 때까지 꾸준히 심장 재활을 실시한 환자는 재발률과 남은 수명에서 분명한 차이를 보인다고 연구를 통해 밝혀졌습니다.

심장 재활의 가장 큰 매력은 '재활 중에서도 제일 앞서 있는 재활'이라는 점입니다.

"지금 시작해도 늦지 않습니다."

이것이 심장 재활이 가진 직접적인 메시지입니다.

제2장

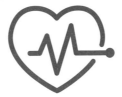

심장을
건강하게 만드는
심장 재활법

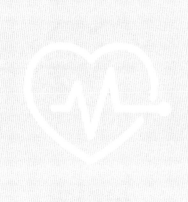

누구나 가볍게 실천할 수 있는
심장 재활법이란?

제2장에서는 심장 재활법의 구체적인 방법을 살펴봅니다.

①힘차게 걷기 (유산소 운동)

②쉬운 스쿼 (근력 운동)

③천천히 한 발로 서있기 (균형 감각과 골강도)

모두 집에서 할 수 있는 간단한 운동입니다. ①힘차게 걷기 ②쉬운 스쿼 ③천천히 한 발로 서 있기——이 세 가지를 하나의 루틴으로 매일 꾸준히 해 보세요.

심장 재활법 세 가지

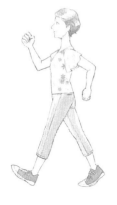

❶힘차게 걷기
(유산소 운동)

1일 30분 (약 3,000보)

❷쉬운 스쾃
(근력 운동)

1세트: 5~10회
▼
아침·점심·저녁 1일 3세트

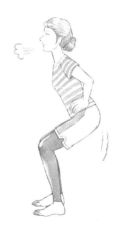

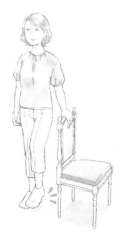

❸천천히 한 발로 서 있기
(균형 감각과 골강도)

1세트: 1분 × 2 (오른쪽 다리와 왼쪽 다리)
▼
아침·점심·저녁 1일 3세트

현재 건강 상태부터 파악하자

심장 재활을 시작하기에 앞서 주의해야 할 사항이 있습니다. 자신의 건강 상태를 아는 것이죠. 다음 표를 보고 자신의 건강 상태를 확인해 보세요.

심장 재활은 본래 심부전 환자도 안전하게 할 수 있는 운동입니다. 다만 '급성기' 환자는 의사나 간호사, 물리치료사 등의 감독하에 회복의 정도와 심장의 상태를 수시로 확인하면서 운동해야 합니다.

지금 당장 치료해야 할 정도로 심장 상태가 위중한 사람은 물론, **공복 혈당이 250mg/dl 넘는 고혈당인 사람**은 혈당을 낮추는 치료에 집중해야 합니다. 또 **최고 혈압이 180mmHg 이상 또는 최저 혈압이 100mmHg 이상인 사람**도 혈압을 낮추는 치료를 우선해야 합니다.

주치의가 있는 경우, 운동을 해도 되는지 먼저 상담받으시길 바랍니다.

심장 재활법을 하면
안 되는 사람

- 불안정성 협심증이나 중증 대동맥판막 협착증, 좌심실 유출로 폐쇄가 있는 사람

- 급성 심근경색이나 급성 심내막염, 급성 심근염, 급성 대동맥 박리증 등이 발병한 지 얼마 되지 않은 사람

- 심부전 병세가 불안정하거나 다리 부종이 심한 사람

- 위독하거나 병세가 불안정한 고혈압, 당뇨병, 부정맥 등 합병증이 있는 사람(공복 혈당 250mg/dl 이상, 최고 혈압 180mmHg 이상 또는 최저 혈압 100mmHg 이상)

- 의사가 운동을 반대한 사람

우선 운동이 가능한지
주치의와 상담해 보세요

운동 강도는 스스로 정한다

심장 재활의 운동 치료는 훈련 강도와 그 효과가 비례하지 않습니다.

이를테면 호흡 재활에서는 조금 강한 부하를 주어 숨이 찰 정도의 운동을 권하고 있습니다. 그런데 심장 재활에서는 숨이 차는 증상을 위험 신호로 보고 있습니다. **운동 부하는 숨이 차기 직전 단계에서 멈춰야 한다는 것이 가장 큰 차이점**이라고 할 수 있습니다.

다음은 맥박입니다. 호흡 재활에서는 맥박에 제한을 두지 않지만, 심장 재활에서는 안정기의 플러스(+)30, 베타(β) 차단제 사용 시에는 플러스(+)20 정도를 상한선으로 설정해 운동 강도를 조절하면 됩니다.

맥박수와 심박수는 부정맥이 있지 않는 한 같으므로 맥박을 알면 심박이 어떤 상태인지도 알 수 있습니다.

단순히 운동만 하는 게 아니라 **자신의 심박수를 관찰하는 것이 중요**합니다.

운동 강도를 정하는 방법 중에서는 '운동 자각도(borg scale)'를 추천합니다. 스웨덴의 심리학자 보그가 고안한 지표로 운동을 하는 당사자가 자신의 감각(주로 피로도)을 주관적으로 평가하는 방법입니다. 또 심장 재활의 강도는 운동할 때 숨차지 않고 대화할 수 있는 정도면 됩니다. 자세한 내용은 250쪽의 자료 〈운동 자각도의 운동 강도 기준〉을 참고해 주세요.

또 의사는 'FITT(피트)'라는 형태의 운동을 처방합니다. 'F : Frequency(프리퀀시)=빈도' 'I : Intensity(인텐시티)=강도' 'T : Time(타임)=시간' 'T : Type(타입)=종류' 이 4가지에 중점을 둔 과학적인 방법입니다. 훈련이라고 하면 보통 I(강도)만 의식하는데, 심장 재활에서는 F(빈도)나 T(시간)를 늘리는 것을 우선시합니다. 여기에 관한 자세한 내용도 251쪽의 〈FITT, 운동 처방의 4가지

올바른 심박수 측정법

❶ 안정된 상태에서 심박수를 측정한다

❷ 똑같은 강도의 운동을 3분 이상 한 직후 15초 동안 심박수를 측정한다

❸❷의 수치에 4를 곱한다

❹ 안정된 상태에서 측정한 심박수와 비교해 상한선을 넘지 않도록 조절한다

예 : 안정된 상태의 심박수가 80이면 상한선은 110 (베타 차단제 복용 시 상한선은 100)

원칙〉를 참고해 주세요.

운동을 당장 중지해야 하는 증상

- 가슴 통증, 호흡 곤란, 두통, 구토, 멀미, 어지러움, 식은땀 등의 증상이 있는 경우
- 운동 중 또는 운동 후의 심박수가 전날보다 10회/분 이상 증가한 경우
- 운동 중 두근거림, 빈맥, 서맥, 실신 등 부정맥 증상이 있는 경우
- 운동을 하지 않을 때도 부정맥이 늘어난 경우

운동 강도(I)와 시간(T) 수정을 해야 하는 증상

- 자신의 기준에서 운동이 힘든 경우 (운동 자각도 15 이상)

심장질환 종류에 따른 주의 사항

협심증·심근경색·심장판막증

- 가슴 통증이 있는 경우 돌연사 위험이 있으므로 즉시 운동을 중지한다

다른 날과 비교할 수 있도록 통증이 있을 때의 심박수도 측정한다

- 1주일 만에 체중이 1.5kg 이상 늘었다
- 안정된 상태, 운동 중, 운동 직후의 심박수가 전날보다 10회/분 이상 상승했다

두 가지 경우 모두 심부전의 악화 가능성이 있으므로 당장 운동을 중지하고 담당 의사와 상담한다

부정맥

운동할 때 부정맥 빈도가 늘면 당장 운동을 중지한다 (부정맥 악화)
- 운동할 때 이전에는 없던 부정맥이 생겼다

협심증이나 심근경색, 심부전의 악화 가능성이 있으므로 당장 운동을 중지하고 담당 의사와 상담한다

말초 동맥질환(PAD)

- 본격적인 운동을 시작하기 전에 반드시 다리 외의 신체 부위에 이상이 없는지 확인한다

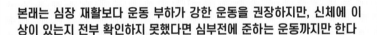

본래는 심장 재활보다 운동 부하가 강한 운동을 권장하지만, 신체에 이상이 있는지 전부 확인하지 못했다면 심부전에 준하는 운동까지만 한다

심장 재활법①
힘차게 걷기로 사망률을 낮춘다

심장 재활법에서 가장 중요한 것은 단연 유산소 운동입니다.

이쯤에서 퀴즈 하나를 내겠습니다.

가장 좋은 유산소 운동은 무엇일까요?

조깅(러닝), 사이클링, 수영, 에어로빅스, 요가, 필라테스, 생활 체조 등등. 사실 이 중에 정답은 없습니다.

정답은 맥빠질 정도로 쉽습니다. 걷기입니다. 그렇습니다, 걷기를 이길 유산소 운동은 이 세상에 없습니다.

"그거 좀 걷는다고 수명이 늘어난다고?"

아마 다들 이런 생각을 했을 겁니다. 그런데 여러분의 상상 이상으로 평소에 유의미한 수준의 걸음 수를 확보하는 사람은 적습니다.

공중위생학적 근거에 충족하려면 매일 30분 또는 1주일 동안 총 150~180분 이상 중강도 유산소 운동을 해야 합니다.

이때 중요한 건 <u>운동 치료 시간 30분을 매일 확보하는 것입니다.</u>

248쪽의 자료 〈운동량과 운동 시간으로 달라지는 사망률〉의 그래프에서도 볼 수 있듯이 1일 90분까지는 운동 시간이 15분 늘어날 때마다 사망률이 약 4%씩 떨어집니다. 그렇다면 최소 권장 시간인 1일 30분 동안 운동한 사람보다 60분 동안 운동한 사람의 사망률은 약 10%가 감소한다고 볼 수 있습니다.

다만 90분 이상 운동하는 경우 사망률 감소를 확인할 수 없었고 지나치게 많이 걷게 될 가능성도 있으므로 주의가 필요합니다.

터벅터벅 걷지만 않아도 수명이 늘어난다

'그냥 걸으면 됩니다'라고 말했지만 사실 두 가지 주의 사항이 있습니다.

첫째, 걷는 시간 30분을 따로 두지 않습니다. 매일 터벅터벅 걷는 시간 중 **30분에 해당하는 3,000보를 중강도 운동, 즉 이제 설명할 '힘차게 걷기'로 대신합니다.**

둘째, **30분 연속해서 걷지 않아도 됩니다.** 5분, 10분 조금씩 쪼개어도 되니 하루에 총 30분을 채워 보세요.

개인차가 상당히 커서 일률적으로 말하기는 어렵지만, 사람이 30분 동안 걷는 걸음 수는 약 3,000보입니다. 사람은 보통 1일에 약 6,000보를 걸으므로 충분한 효과를 기대하려면 매일 9,000보~1만 보 정도를 걸어야 한다는 계산이 나옵니다.

하지만 매일 1만 보 이상은 여간해서 쉬운 일이 아닙니다. 무릎이 아플 수도 있고, 걷는다는 행위 자체에 질려서 꾸준히 하기 힘듭니다. 루틴으로 하기에 어려운 측면이 있다는 것을 부정할 수 없습니다.

그러나 매일 마트에서 장을 보고 산책하는 시간을 '힘차게 걷기' 시간으로 대체한다면 그리 어려운 일이 아니게 될 겁니다.

또 갑자기 최선을 다해 많이 걷는 것은 다리와 허리가 불안정한 사람에게 힘든 일입니다. 이때는 우선 만보기로 자신의 걷는 속도와 걸음 수를 측정하고 운동 시간도 5분부터 시작하는 등 자신만의 계획을 세워 보세요.

우선은 운동 치료로써 힘차게 걷기를 시작하세요. 운동량이 부족한 현대인은 이 사실만 유념해도 착실하게 수명을 늘릴 수 있습니다.

올바른 힘차게 걷기 자세

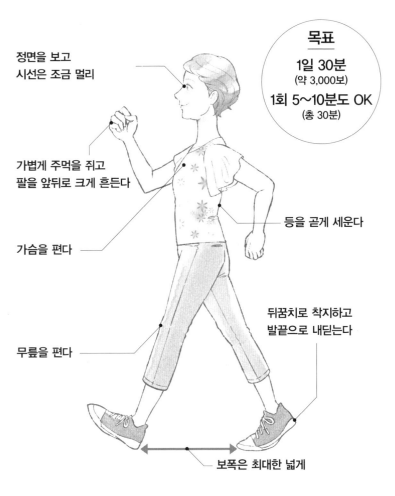

정면을 보고
시선은 조금 멀리

목표

1일 30분
(약 3,000보)

1회 5~10분도 OK
(총 30분)

가볍게 주먹을 쥐고
팔을 앞뒤로 크게 흔든다

등을 곧게 세운다

가슴을 편다

뒤꿈치로 착지하고
발끝으로 내딛는다

무릎을 편다

보폭은 최대한 넓게

\\ 주의점 //

숨이 차면 안 된다. 1일 90분 이상 걷지 않도록 한다

잘못된 힘차게 걷기 자세

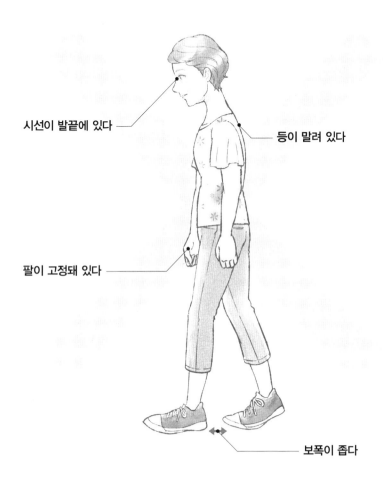

시선이 발끝에 있다

등이 말려 있다

팔이 고정돼 있다

보폭이 좁다

터벅터벅 걸으면 시간 낭비다

심장 재활법②
쉬운 스콰트으로 신체 기능 향상

심장 재활법의 대전제는 유산소 운동입니다. 유산소 운동의 효과를 높이려면 이제 소개할 가벼운 근력 운동도 병행해야 합니다.

과거에는 '안정이 최우선이다'가 심장질환 치료의 기조였다고 지금까지 여러 차례 말했습니다. 지금은 '근력과 근육량 저하가 병으로부터 신체 회복을 저해한다'가 현대 의료의 정설입니다.

또 유산소 운동은 심폐기능 강화와 체력 유지에 매우 유의미한 효과가 있지만, 유감스럽게도 근감소증(전신의 근육과 신체 기능이 저하된 상태)이나 노쇠(심신의 활력 저하) 같이 고령자에게서 많이 나타나는 증상을 완벽하게 예방할 수는 없습니다.

심장질환이 없어도 근육량과 수명의 연관성은 무시할 수 없습니다.

허벅지 근력 향상이
장수의 선순환을 낳는다

근력 운동으로는 허벅지를 위주의 다리 근육이나 뼈를 단련하면 효과가 높아집니다.

이때 **호흡이 멈추지 않도록 주의해야 합니다.** 호흡은 매우 중요하니 계속해서 의식해야 합니다. 이제 소개하는 '쉬운 스쿼트'도 어디까지나 유산소 운동 중 하나로 실천하면 됩니다.

여러분은 앉거나 일어서는 행동이 힘들다고 느낀 적 있나요?

사실 **우리 몸의 근육 중 60~70%는 하반신 근육이 차지하고 있습니다.** 특히 허벅지에는 다양한 일상 동작에 관련된 '대퇴사두근' '햄스트링' 같이 아주 큰 근육들이 모여 있습니다.

일어서고 걷는 기본 동작을 지탱할 뿐만 아니라 기초대사와 최대 산소 섭취량 증가, 관절 보호라는 관점에서도 허벅지 근력 향상을 권장할 수 있습니다.

외국의 데이터에 중에는 '빨리 걸을수록 오래 살 수 있다'는 추적 조사 결과도 있으며, 성별과 무관하게 걸음 속도가 빠른 집단(보행 속도가 1.4m/초 이상)은 걸음 속도가 느린 집단(보행 속도가 1.4m/초 미만)보다 10년 후 생존율이 무려 약 3배나 높았습니다. 특히 75세 이상에서는 현저한 수명 차이가 있다고 보고된 바

효과 높은 쉬운 스쾃

❶허리에 손을 얹고 어깨너비만큼 다리를 벌린다

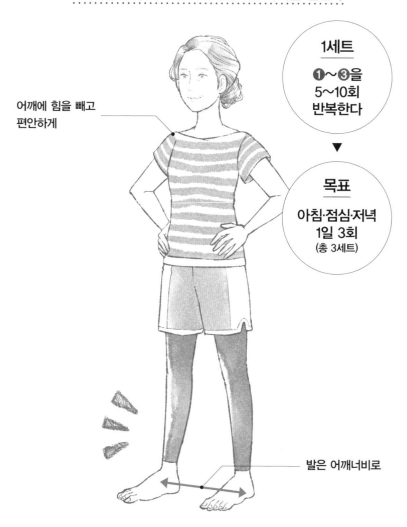

어깨에 힘을 빼고
편안하게

1세트
❶~❸을
5~10회
반복한다

▼

목표
아침·점심·저녁
1일 3회
(총 3세트)

발은 어깨너비로

❷입으로 천천히 숨을 내뱉으면서 5초에 걸쳐
무릎을 살짝 구부려 허리를 숙인다

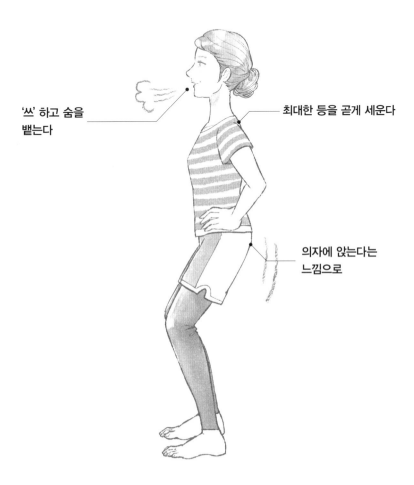

'쓰' 하고 숨을
뱉는다

최대한 등을 곧게 세운다

의자에 앉는다는
느낌으로

❸허리를 숙였으면 코로 천천히 숨을 들이쉬면서
5초에 걸쳐 ❶의 자세로 돌아간다

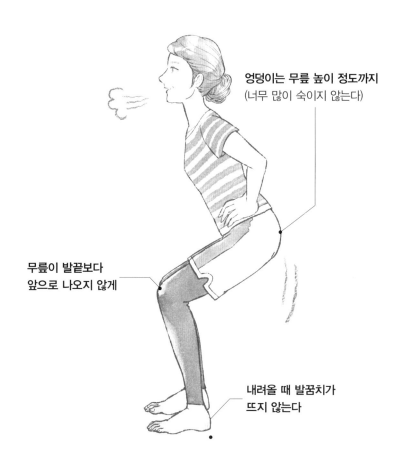

엉덩이는 무릎 높이 정도까지
(너무 많이 숙이지 않는다)

무릎이 발끝보다
앞으로 나오지 않게

내려올 때 발꿈치가
뜨지 않는다

╲╲ 주의점 ╱╱

운동 중에는 계속 호흡하며 절대 숨을 참지 않는다

잘못된 자세

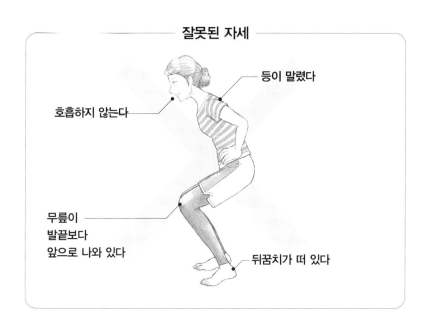

호흡하지 않는다

등이 말렸다

무릎이
발끝보다
앞으로 나와 있다

뒤꿈치가 떠 있다

동작이 어려우면 도구를 이용하자

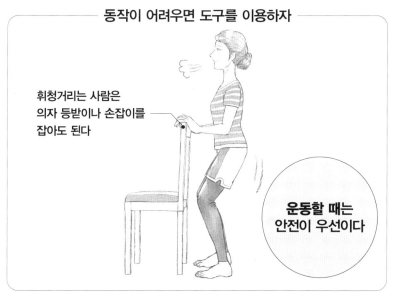

휘청거리는 사람은
의자 등받이나 손잡이를
잡아도 된다

운동할 때는
안전이 우선이다

있습니다.

  허리와 다리가 튼튼해지면 양질의 걷기가 가능해지고 지방 연
소가 촉진돼 살이 잘 찌지 않습니다. 또 같은 운동량이어도 심장
에 부하가 잘 걸리지 않는다는 점에서 허벅지 근력 향상은 심장
재활 측면에서도 장점밖에 없습니다.

천천히 외발 걸음으로
균형 감각과 골 강도를 키운다

심장 재활법으로 쉬운 스콰과 같이하면 좋을 또 다른 저항성 운동은 '천천히 한쪽 발로 서 있기'입니다.

스콰처럼 직접적으로 근력 향상을 촉진하지는 않지만, 다리와 등에 있는 수많은 뼈를 근육과 함께 단련시킬 수 있다는 것이 이 운동의 특징입니다.

단 1분만 한쪽 발로 서 있어도 뼈에 걸리는 부하(負荷)가 무려 53분을 걸었을 때와 같다는 사실이 밝혀졌습니다.

'천천히 한쪽 발로 서 있기'는 발을 높이 들지 않아도 됩니다. 지면에서 5cm 정도만 띄워도 뼈 단련에서는 충분한 효과를 얻을 수 있습니다.

평소에 자주 휘청거리는 사람은 균형 감각이 향상되어 앞으로

언제 어디서나 천천히 한쪽 발로 서 있기

❶오른손으로 의자 등받이나 손잡이를 잡고 두 눈은
정면을 응시하면서 자연스럽게 서 있는다

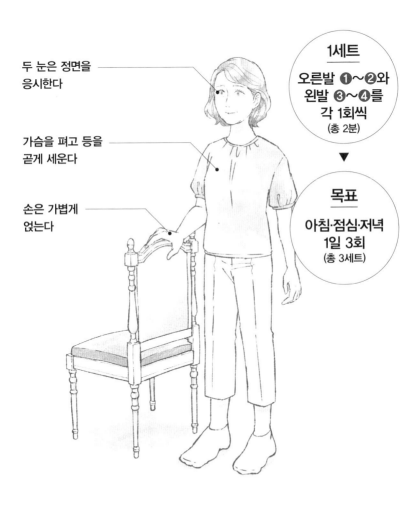

두 눈은 정면을
응시한다

가슴을 펴고 등을
곧게 세운다

손은 가볍게
얹는다

1세트

오른발 ❶~❷와
왼발 ❸~❹를
각 1회씩
(총 2분)

▼

목표

아침·점심·저녁
1일 3회
(총 3세트)

❷오른발을 바닥에서 5cm 정도 띄우고 그대로 1분 버틴다

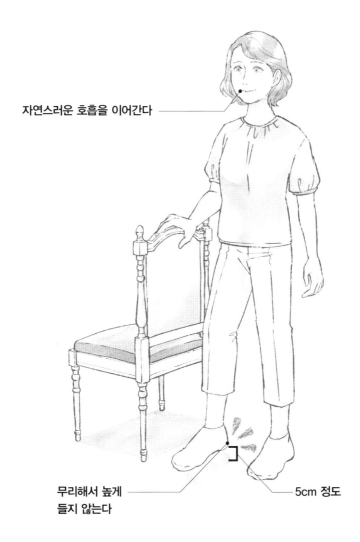

자연스러운 호흡을 이어간다

무리해서 높게
들지 않는다

5cm 정도

❸왼손으로 의자 등받이나 손잡이를 잡고 두 눈은 정면을 응시하면서 자연스럽게 서 있는다

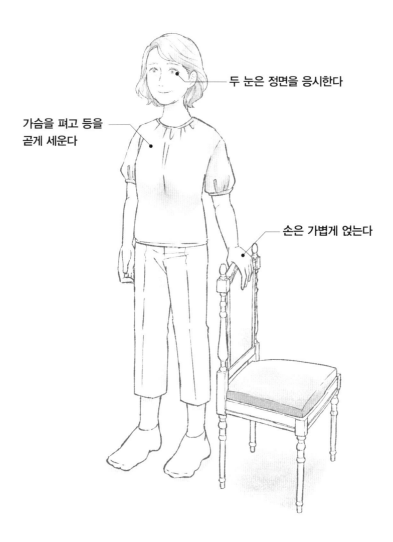

두 눈은 정면을 응시한다

가슴을 펴고 등을
곧게 세운다

손은 가볍게 얹는다

❹왼발을 바닥에서 5cm 정도 띄우고
그대로 1분 버틴다

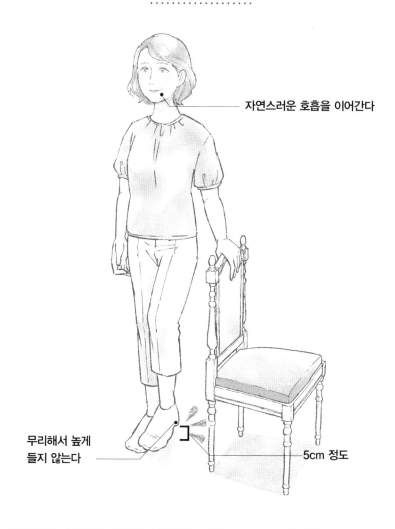

자연스러운 호흡을 이어간다

무리해서 높게
들지 않는다

5cm 정도

다른 일을 하면서 해도 된다 : 양치질 또는 전화 통화하면서…등

넘어지는 것을 방지하고 골 강도도 높아져 골다공증 예방도 기대할 수 있습니다.

골밀도 감소는 칼슘 부족, 여성 호르몬 분비량 감소뿐 아니라, 노화에 따른 식사량이나 운동량 감소라는 생활 습관의 변화에도 원인이 있습니다.

즉 걷기나 스쾃 같은 운동을 안전하게 하기 위해서라도 한쪽 발로 서 있기는 심장 재활법에 없어서는 안 될 운동입니다.

간단하게 정리하면 **'힘차게 걷기(유산소 운동)'는 지구력을, '쉬운 스쾃'은 근력을, '천천히 한쪽 발로 서 있기'는 균형 감각과 골강도를 단련합니다.**

스쾃과 한쪽 발로 서 있기는 아침·점심·저녁 세 번을 목표로 다른 일을 하면서 해도 좋으니 매일 샤워하고 화장실에 가는 것처럼 루틴으로 만들어 보세요.

일상생활에서 무엇을
의식해야 할까

힘차게 걷기, 쉬운 스쾃, 천천히 한쪽 발로 서 있기 이렇게 3가지 심장 재활법을 살펴보았습니다.

다만 심장을 위해, 몸을 위해, 오래 살기 위해 해야 한다는 것을 알지만 처음부터 모든 것을 잘할 수는 없습니다. 정신적으로도 체력적으로도 말이죠.

심장 재활법은 평생 할 수 있다는 데 의의가 있으므로 자신만의 속도로 아주 조금씩 운동량을 늘려가면 됩니다.

밥을 먹거나 일하려고 자리에 앉기 전 의자를 이용해 스쾃을 하거나, 하루에 세끼 먹는다는 구실로 양치질하면서 한쪽 발로 서 있는 등 어떤 형태로든 일상에 접목한다면 뜻밖의 행운이 찾아올 겁니다.

참고로 저는 전화 통화를 하면서 심장 재활법을 합니다. 덕분에 지금은 습관이 되어 하루도 빠지지 않고 하고 있습니다.

다시 강조하지만, 중요한 것은 'FITT(피트)' 중 F(빈도)와 T(시간)이니 우선은 운동하는 습관을 만드세요.

갑자기 강도 높은 운동을 할 필요는 전혀 없습니다. 급격한 부하를 주는 운동은 오히려 심장에도 몸에도 위험하니 해서는 안 됩니다.

체력에 자신 있는 30대, 40대도 학생일 때와 같은 마음으로 운동해서는 안 됩니다. 당신이 생각하는 것 이상으로 신체는 약해져 있습니다.

한 지인에게서 이런 이야기를 들었습니다.

학창 시절, 파이팅이 넘치는 스포츠 동아리에서 한때 이름을 날린 40대 남성의 이야기입니다. 그는 경보음이 울리기 시작한 차단기가 내려오고 있는 상황에서 뛰어서 건널목을 건너려고 하다가 선로의 틈에 발이 걸려 우당탕 넘어졌다고 합니다.

황급히 몸을 일으킨 그는 선로를 건넌 다음, 일찌감치 다 내려온 차단기에서 빠져나오려고 하던 찰나 메고 있던 가방이 차단기에 걸려 또 넘어졌다고 합니다. 우왕좌왕하는 사이 전차가 코앞까지 다가와 요란하게 경적이 울렸다는 "사건"이었습니다.

그 40대 남성은 훗날, '자신감이 바닥을 쳤다고 토로했다'고 합니다. 언제까지나 청춘이라고 생각했다가는 때로는 이런 위험한 일을 맞닥뜨릴 수도 있음을 보여주는 좋은 예시입니다.

힘차게 걷기 운동을 할 때도 처음부터 30분을 다 채우겠다며 의욕을 앞세울 게 아니라 '내 앞에 걷고 있는 사람을 앞지르기 전까지는 운동 치료인 것을 유념하며 올바른 자세로 걷겠다'와 같이 마치 게임을 즐기는 마음으로 시작하는 방법도 있습니다. 단 숨이 차지 않는 범위 내에서 걸어야 합니다. 이 대전제를 반드시 기억하세요.

오래 앉아 있을수록 심장질환 위험이 커진다

'자전거로 출퇴근한다' '최대한 계단을 이용한다' '지하철에서 서서 간다' 등과 같은 건강을 위한 습관은 다른 건강 서적에서도 자주 볼 수 있습니다.

이를 심장 재활법에 대입해 보면 자전거는 유산소 운동, 계단은 다리 근력 강화, 지하철에서 손잡이 잡고 서서 가기는 균형 감각 향상에 해당합니다.

요즘은 코로나의 영향까지 더해져 일을 할 때도, 놀 때도 집에서 시간을 보내는 사람이 이전보다 많아졌습니다. 필연적으로 컴퓨터나 텔레비전 앞에 있는 시간도 길어졌습니다. 그런데 **사실 앉아 있는 시간의 길이와 심장질환 발병률 사이에는 연관성이 있고, 이 앉아 있는 시간이 길어질수록 부정적인 영향**을 미칩니다.

1953년으로 거슬러 올라가 봅시다. 영국의 모리스 박사가 런던 버스를 주제로 심장질환 연구를 발표한 때입니다.

런던의 명물 이층 버스 루트마스터(Routemaster)에는 당시 버스 운전사 외에도 승차권을 판매하는 차장이 함께 타고 있었습니다. 이 두 사람의 심장질환 발병률과 심장질환으로 인한 사망률을 비교한 결과, 두 경우 모두 버스 운전사가 차장보다 높은 결과가 나왔고, 특히 55세 이후부터는 그 차이가 두드러졌습니다.

이 원인으로는 앉아 있는 시간과 서 있는 시간의 차이가 꼽혔습니다. 일하는 내내 앉아만 있는 운전사와 버스의 1층과 2층을 계속해서 돌아다니는 차장의 활동량 차이가 심장질환의 발병률과 사망률에도 영향을 미친다는 이야기입니다. 자세한 내용은 252쪽의 자료 〈런던 버스 운전사와 차장의 심장질환 발병률과 사망률〉를 참고해 주십시오.

운동량을 확보하는 것. 70년 전부터 한결같이 나오는 주장입니다.

생활 속 일상 활동의 운동 부하는 얼마나 될까?

청소, 세탁, 장보기 등 일상생활에서 부지런히 신체를 움직일 기회는 얼마든 있습니다.

운동 부하의 관점에서 보면, 생활 속 일상 활동도 심장 재활을 돕는 보조 운동으로써 유용하기 때문에 의식적으로 몸을 움직일 것을 권장합니다.

하지만 무리한 활동을 할 수 없는 심장질환 환자는 평소 자신의 움직임이 '어느 선까지 안전한지' 판단하기 어렵습니다.

그래서 이번에는 생활 속 일상 활동의 운동 부하를 측정한 메츠(METs) 표를 살펴보겠습니다.

의자에 가만히 앉아 있는 상태일 때 소비되는 산소 소비량을 1메츠로 설정하고, 이를 기준으로 몇 배의 에너지가 소비되는지를 기준으로 운동 강도를 분류한 표입니다. 즉 운동 시간을 확보하기 어렵거나 만사 귀찮을 때, 이 표에 나온 메츠를 보고 그에 상응하는 강도의 움직임이나 취미로 대체해도 좋습니다.

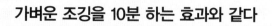

가벼운 조깅을 10분 하는 효과와 같다

- 장 보러 돌아다니기
  (20분)

- 잡초 뽑기, 농사일
  (10~15분)

- 청소기 돌리기
  (15~20분)

- 아이와 놀아주기
  (15분)

- 무거운 짐 옮기기
  (10분)

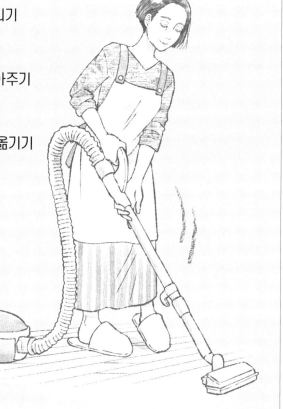

다만 인공 심박동기를 삽입한 사람은 장애 등급에 따라 일상에서 제한되는 활동도 있으므로 메츠 표를 참고해 안전한 범위 내에서 신체를 움직이세요(한국에서는 인공 심박동기가 장애 진단 기준에 부합되지 않아 장애 등급이 부여되지 않는다고 합니다). 이때 운동 또는 일상생활 활동이 가능한 메츠 단계는 환자의 상태에 따라 다르므로 주치의와 상담하길 바랍니다.

우리의 생활 속 일상 활동은
운동 부하가 얼마나 될까?

	일상 행동	취미
1~2	식사, 세수, 바느질, 뜨개질, 자동차 운전	라디오, 텔레비전, 독서, 카드놀이, 바둑, 장기
2~3	대중교통 이용 시 서서 가기, 조리, 작은 세탁물 빨래, 걸레로 바닥 닦기	볼링, 분재 손질, 골프 (전기차 골프 카트 이용)
3~4	샤워, 10kg짜리 짐 들고 걷기, 식사 준비, 이불 개기, 창문 닦기, 무릎 꿇고 바닥 닦기	맨손 체조, 낚시, 배드민턴(비경쟁), 골프(가방을 들지 않고)
4~5	10kg짜리 짐 안고 걷기, 작은 잡초 뽑기, 한쪽 무릎 세우고 앉아서 바닥 닦기, 부부생활, 목욕	도예, 댄스, 탁구, 테니스, 캐치볼, 골프(셀프)
5~6	10kg짜리 짐 한 손에 들고 걷기, 삽으로 흙 파기(가벼운 흙)	계류낚시, 아이스 스케이트
6~7	삽으로 흙 파기, 눈 치우기	포크 댄스, 스키 투어 (4.0km/hr)
7~8		수영, 등산, 스키, 헬스장 에어로빅
8~	연속으로 계단 10층 이상 오르기	줄넘기, 각종 스포츠 경기

운동	일
매우 천천히 걷기 (1.6km/hr)	사무업무
평지에서 천천히 걷기(3.2km/hr) (2층까지 천천히 걸어 올라가기)	수위·관리인, 악기 연주
조금 멀리 걷기(4.8km/hr) (2층까지 걸어 오르기)	기계 조립, 용접, 트럭 운전, 택시 운전
빠르게 걷기(5.6km/hr)	페인트 도장, 석공 작업, 벽지 도배, 쉬운 목수 일
아주 빠르게 걷기(6.5km/hr)	목수, 농사일
조깅(8.0km/hr)	

우리의 생활 속 일상 활동이 안정된 상태일 때보다 운동 부하가 몇 배 높아지는지 보여주는 표입니다. 안정된 상태일 때는(누워 있거나 앉은 상태) 1메츠입니다.

제3장

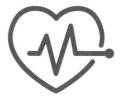

100세까지 건강한 심장을 지키기 위한 습관

규칙적인 생활로
스트레스를 없앤다

심장에서 나온 혈액이 우리 몸을 한 바퀴 돌고 다시 심장으로 돌아올 때까지 얼마나 걸릴까요?

①3초

②30초

③3분

정답은 '30초'입니다. 정확하게는 30초에서 1분 사이에 돌아옵니다.

인간의 몸속에 있는 혈관은 모세혈관까지 포함해 약 10만 킬로미터, 무려 지구 두 바퀴 반을 돌 수 있는 길이입니다.

흔히 심장을 펌프에 비유합니다. 그런데 이렇게 작은 '펌프'가

지구 두 바퀴 반이나 되는 거리에서 혈액을 단 30초 만에 내보내고 또 돌아오게 하다니 엄청나지 않나요? 이걸 쉬지도 않고 죽는 순간까지 계속하는 겁니다.

여러분도 당연히 알고 계시겠지만 심장이 멈추면 사람은 죽습니다.

심장은 모든 생명의 근원이자 **그 생을 마칠 때까지 대체할 수 없는 소모품입니다.**

이를테면 수집 취미가 있는 사람은 수집한 것을 정성스럽고 소중하게 다루고 주기적으로 관리합니다.

심장 재활은 하루도 쉬지 않고 일하는 소중한 심장을 돌보는 일이자, 자기 자신을 함부로 소모하지 않으면서 오래 살아가기 위해 꼭 필요한 행위이기도 합니다.

스트레스를 쌓아두면 악순환에 빠진다

식사, 음주, 목욕, 운동, 약물 복용 등 심장에 부하를 주는 요인들은 많습니다. 그중에서도 대표적인 요인은 '스트레스'입니다.

내 주변의 상황이 급격하게 변화하면서 발생하는 돌발적인 스트레스나 불안, 고민을 떠안고 있다가 축적된 과도한 스트레스. 어느 쪽이든 심장에 좋을 게 하나도 없습니다.

자세한 내용은 185쪽에서 다시 설명하겠지만, 스트레스가 심장질환을 일으키는 방아쇠가 되어 심각한 증상을 초래하기도 합니다. 따라서 평소에 심한 스트레스를 받지 않고 지내는 것이 중요합니다.

스트레스란 한랭, 외상, 정신적 충격 등으로 정신적 긴장이나 생체 내 비특이적 방어반응을 말합니다. 추위나 더위, 부상, 인간관계 고민, 미래에 대한 불안, 피로, 공복 등이 주요 요인이며, 이를 '스트레서(Stresser)'라고 합니다.

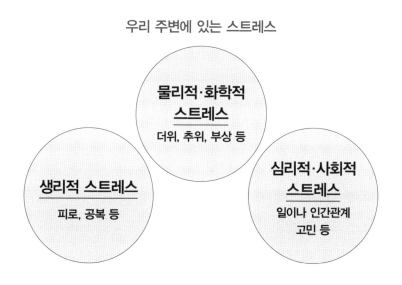

우리 주변에 있는 스트레스

물리적·화학적 스트레스
더위, 추위, 부상 등

생리적 스트레스
피로, 공복 등

심리적·사회적 스트레스
일이나 인간관계 고민 등

나쁜 일도 그렇지만 좋은 일도 스트레서가 될 수 있다는 점도 잊어서는 안 됩니다. 결혼식 사회자를 부탁받았을 때의 긴장감, 복권에 당첨되었을 때의 흥분감이 원인이 되어 스트레스를 유발하기도 합니다.

인간의 몸과 마음은 심한 스트레스를 받으면 자율신경 균형이 무너지고 교감신경이 활성화됩니다. 이 일련의 과정에서 심장에 강한 부하가 걸리고, 더 심각해지면 부정맥을 일으키고 최악의 경우 돌연사하게 됩니다.

이렇게 심장뿐 아니라 여기저기에 악영향이 미친다는 것이 스트레스의 무서운 점입니다. 부신피질 호르몬 분비량 증가로 동맥경화를 촉진하거나, 면역력 저하로 감염증에 취약해지거나, 위나 십이지장에 궤양이 생기는 등 나쁜 일들이 줄줄이 일어납니다.

그리고 심한 스트레스는 불면을 비롯해 생활 습관이 나빠지게 하고, 이것이 또 새로운 스트레스를 낳아 악순환을 일으킵니다. 흡연자는 더 많이 담배를 피우고, 술을 좋아하는 사람은 더 많은 술을 마시게 되죠.

물론 이런 상황을 겪고 싶진 않으실 겁니다.

아주 단순한 이야기지만 스트레스에 강하게 반응하지 않으려면 스트레스를 받기 힘든 환경에 있거나, 되도록 스트레스를 받지 않는 행동을 해야 할 필요가 있습니다.

이 세상에는 스트레스에서 멀어지기 위해 집이나 직장을 옮기는 등 대담하게 행동하는 사람도 있다고 합니다.

모두가 이렇게 할 수는 없지만, 감당하기 힘든 스트레스 속에서 지낸다면 주변 환경을 완전히 바꾸는 방법도 좋습니다.

'무리하지 않는다'와 '자신만의 속도'가 기본 '열쇠'

미리 말해두지만, 스트레스를 완전히 없애는 것은 불가능합니다. 우리의 일상은 스트레스투성이입니다.

91쪽에 스트레스 요인을 정리해 놓았습니다. 어떤가요? 스트레스를 피할 길이 없어 보입니다.

그러니 다음과 같이 생각해 보세요.

'스트레스가 아예 없을 수는 없으니 최대한 줄이는 노력을 한다'

'스트레스와 잘 지내고 악순환에 빠지지 않는다'

무리하지 않고 자신만의 속도로 나아가는 것이 바로 열쇠입니다.

규칙적인 생활을 지내는 것. 이것이야말로 기본이자 스트레스를 해소하는 가장 좋은 방법입니다.

충분한 수면. 영양학적으로 균형 잡힌 세 번의 식사. 적절한 운동(걷기). 바쁜 일상에서 이 모든 걸 지키면서 생활하기란 어려울 수도 있지만, 우선은 이 **기본 중의 기본**에 집중해 주세요.

그리고 **좋은 인간관계도 중요**합니다. 가족, 배우자, 친구, 직장 동료나 상사 등 가까운 사람과 깊은 대화를 나누어 보세요.

이때 상대가 스트레스라고 느낄 만한 언행을 하지 않는 것이 중요합니다. 분노 감정 조절에 집중하면서 마음에 여유를 가지고 상대와 가까워져 보세요. **인간관계가 좋아지면 자율신경이 균형을 이루고 심장에 부하가 잘 걸리지 않습니다.**

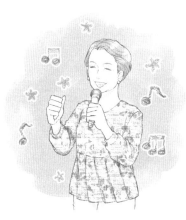

게다가 취미를 즐기거나, 여행길에 오르거나, 노래방에서 큰 소리로 노래를 부르는 등 즐거운 일들로 몸과 마음에 안정을 주세요.

이렇게 하면 몸과 마음이 받는 스트레스가 저절로 줄어들 것입니다.

**스트레스를 줄이는 자신만의
방법을 찾아보자**

우리가 일상생활에서 받는 스트레스 요인들

가족(반려동물)이나 소중한 사람의 죽음	이혼·별거	결혼
임신·출산	육아	집안일
부부생활	이사	고독
자연재해	소음·진동·조명	담배 등의 냄새
스마트폰 알림음	태풍(저기압)	일교차
옷 갈아입기	혼잡한 상황 (만원 지하철 등)	공복
수면 부족·불면	질병·부상	병원
가족의 질병·간호	자신의 병에 대한 불안	약물 복용
운동 부족	노화에 따른 신체 변화	일
취직·이직	실업·퇴직	승진
고강도 노동·저임금	가계·경제 불안	금전 문제
도박	직장 인간관계	이웃 간 관계
회식	SNS	의견 불일치
메일 회신	타인의 언행	자동차 운전
게임	종교	미래에 대한 불안
행정 절차(연금 등)	TV 뉴스	정치·경제
과학기술의 진보 (편의성)	기계 오작동	컴퓨터·스마트폰 불빛

일교차 변화에 심장은 큰 손상을 입는다

큰 폭의 일교차도 심장에 무거운 부담이 됩니다. 특히 바깥 기온과 실내 온도의 차이가 커지는 여름과 겨울에는 심장이 비명을 질러 '주의가 필요한' 계절입니다.

온난화의 영향으로 한여름의 더위는 해가 갈수록 심해지고 있습니다. 더위가 극심한 날에는 외출을 삼가는 것이 가장 좋지만, 반드시 외출해야 하는 상황이라면 양산이나 모자를 이용해 햇빛을 덜 받습니다.

반면 백화점이나 마트, 레스토랑 같은 실내 공간에서는 냉방을 세게 틀어놓는 경우가 있습니다.

몸이 너무 차가워지지 않게 얇은 카디건을 챙겨 다니면 안심할 수 있습니다.

또 여름철에는 땀이 많이 나서 탈수가 일어나기 쉽습니다. **탈수 증상도 심장에 부담을 주는 요소 중 하나입니다.**

더위를 느끼면 몸에서는 열을 발산하기 위해 혈관이 확장→혈압 저하→발한을 거치는 과정에서 수분이 부족해지고, 혈액 농도(점도)는 상승→혈관이 막히기 쉬워 심근경색의 위험이 커집니다. 이것이 그 원리입니다.

목이 마르지 않아도 일부러라도 수분을 많이 섭취하세요.

다만 수분 섭취만 하면 된다는 단순한 이야기는 아닙니다. 맥주는 주의해야 합니다. 여름에 마시는 맥주는 유달리 맛있습니다. 한두 모금이 어느새 몇 잔이 되죠.

그러나 맥주를 마신다고 수분이 효과적으로 보충되지는 않습니다. **알코올의 이뇨 작용으로 화장실을 자주 가게 되어 오히려 수분을 몸밖으로 배출시킵니다.**

맥주를 비롯해 여름에 술을 마실 때는 물도 같은 양만큼 마시며 즐겨 보세요.

겨울에는 다른 계절보다 심장을 더 많이 신경 쓰자

겨울철에는 '집 안의 온도 차이'를 신경 써야 합니다.

따뜻한 거실에서 추운 욕실로 들어가 뜨끈한 목욕물에 몸을 담글 때 일어나기 쉬운 히트 쇼크(heat shock)를 다들 알고 계실 겁니다. 자세한 설명은 153쪽에 나옵니다.

의외로 우리는 화장실에서 방심합니다.

당연히 추운 데다 거실 온도와도 차이가 나서 심장 발작을 유발하기 쉽습니다. 화장실을 사용하지 않을 때도 문을 자주 열어두어 온도 차이를 줄이는 것도 하나의 방법입니다.

그리고 **겨울은 여름보다 급성 심근경색 발병률이 높은 가장 위험한 계절**입니다.

그 이유는 추위에 노출되면 혈압이 상승해 심근이 해야 할 일이 많아지고, 관상 혈류(대동맥에서 심근으로 가는 혈류량-옮긴이) 저하, 호흡기 감염을 동반하는 심근허혈 악화 등이 강하게 유발되기 때문입니다.

이 책의 끝에 여름과 겨울의 심근경색 발병 증가율을 보여 주는 그래프가 있습니다(자세한 내용은 253쪽의 자료 〈겨울은 심근경색 발병률이 높아지는 위험한 계절〉을 참고해 주세요).

이 그래프에서도 알 수 있듯이, 북반구에서는 1월을 중심으로 겨울에는 급성 심근경색을 조심해야 한다는 것을 단번에 알 수 있습니다. 또 급성 심근경색뿐 아니라 허혈성 심장질환으로 인한 사망, 심근경색 발병, 병원 밖에서 발생한 심정지, 관상동맥 질환으로 인한 돌연사 등 겨울에는 심장질환과 관련해 수많은 위험이 증가하는 경향이 있으므로 여느 때보다 심장을 더 신경 쓰면서 생활해야 합니다.

당신이 먹은 그 음식이
심장을 괴롭힌다

식사는 심장, 혈관, 혈압에 매우 큰 영향을 미칩니다.

저는 저염 위주의 식사를 유지하던 중 건강 검진을 받았는데, 평소 110 전후였던 최고 혈압이 96까지 떨어져 외려 간호사가 걱정한 적이 있습니다.

단기간의 식사로도 이만한 영향을 준다는 점에서 오랜 세월 동안 굳어진 식생활 습관은 심장에 얼마나 큰 영향을 줄 것인지 짐작해 볼 수 있습니다.

자, 이제 여러분의 식생활 습관이 알게 모르게 심장을 괴롭히지 않았는지 체크리스트로 확인해 보세요.

이런 식생활 습관이 있나요?

- ☐ 기름에 튀기거나 볶는 등 기름진 음식을 자주 먹는다
- ☐ 식욕을 자제하지 못하고 후회할 정도로 과식한다
- ☐ 소시지나 베이컨 등 육류 가공식품을 자주 먹는다
- ☐ 흰살생선과 밀가루로 만든 어묵 등 어육 가공식품을 자주 먹는다
- ☐ 대두 식품(두부, 낫토, 유부 튀김, 두유 등)을 거의 먹지 않는다
- ☐ 간식, 단빵, 과자를 자주 먹는다
- ☐ 흰쌀밥을 먹을 때 절임이나 조림 반찬, 김 가루를 반드시 같이 먹는다
- ☐ 술을 마신 후 마무리로 라면을 먹는다
- ☐ 잠들기 직전에 저녁을 먹거나 야식을 먹는다
- ☐ 점심은 주먹밥, 빵, 면류만 먹는 경우가 많다
- ☐ 버섯, 해조류, 곤약을 거의 먹지 않는다
- ☐ 식사할 때 많이 씹지 않고 먹는다 (빨리 먹는다)
- ☐ 거의 매일 술이나 주스를 마신다
- ☐ 텔레비전이나 스마트폰을 보면서 식사한다
- ☐ 식사할 때마다 된장국이나 수프를 먹는다
- ☐ 채소나 과일을 거의 먹지 않는다
- ☐ 간이 센 음식을 좋아한다
- ☐ 집밥보다 외식 빈도가 높다
- ☐ 아침을 먹지 않는 경우가 많다

'매운 조미료'가 가진 의외의 효과

결과가 어떻게 나왔나요?

아무렇지도 않게 해 오던 식생활 습관이 알게 모르게 심장에 부담을 주고 있었다는 사실에 놀란 사람도 많을 겁니다.

빨리 먹기가 그 예입니다.

바쁜 업종에서 일하는 사람은 '빨리 먹는 것도 재주다'라며 칭찬을 듣는다고 하는데, 건강에 미치는 영향을 고려하면 결코 좋은 행동이라고 할 수 없습니다.

음식을 꼭꼭 씹어 먹으면 인슐린(혈당을 조절하는 호르몬) 분비량이 증가해 식후 혈당치가 급격히 오르지 않습니다.

저는 평소에 고추기름이나 고추를 일부러 많이 넣습니다. 음식을 맵게 만들어 빨리 먹을 수 없도록 말이죠.

'고추기름이나 고추를 많이 써도 건강에 괜찮을까?'라고 걱정할 수도 있지만 사실 장점밖에 없습니다.

고추를 비롯해 향신료에 들어 있는 캡사이신에는 음식물이 후두나 기관으로 잘못 들어가는 것을 막아 주는 효과가 있습니다. **식사를 천천히 하면 혈당이 잘 오르지 않을뿐더러 음식물이 잘못 들어가 염증과 질병을 일으키는 경우도 예방할 수 있습니다.**

심장에 부담이 된다는 이미지 때문인지 심장질환이 있는 환자들은 매운 조미료를 꺼리는 경향이 있지만, 의사 입장에서도 권장하고 있습니다.

꼭 고추기름이나 고추가 아니더라도 후추나 산초 같은 조미료로도 같은 효과를 얻을 수 있습니다.

취향에 맞게 사용해 보세요.

'식사 예절'보다 '건강'이 우선이다

'예절을 지키는 식사법'과 '건강에 좋은 식사법'이 양립할 수 없다는 점이 안타까울 따름입니다. 의사로서는 당연히 '건강에 좋은 식사법'을 권장합니다.

우선 반찬을 한 입 먹고, 그다음 밥을 한 숟갈 먹고, 국을 한 숟갈 뜨고, 다시 반찬으로 돌아가 '골고루 먹는' 식사 예절을 어렸을 때 배운 기억이 있을 겁니다.

확실히 겉으로 보기에 깔끔하고 바른 식사 예절로 보이지만, '건강'의 관점에서 보면 더 효율적인 식사법이 있습니다.

맨 처음에 잎채소부터 모두 먹는 식사법입니다.

채소의 식이섬유를 섭취하면 장에 있는 GLP-1이라는 호르몬이 분비됩니다. 이 GLP-1은 위(胃)의 움직임을 느리게 하고, 인슐린 분비를 촉진해 혈당치를 내리며, 뇌의 중추신경을 자극해 식욕을 억제합니다.

결과적으로 식후 혈당치가 많이 오르지 않아 심장의 부담이 줄어듭니다.

또 '식사는 남기지 않고 전부 먹어야 한다'라고 배운 사람도 많을 겁니다.

다만 **의사의 입장에서 저는 비계와 껍질은 남기라고 권하고 있습니다.**

비계와 껍질에는 지방이 많습니다. 당질이나 단백질의 칼로리는 1그램당 4칼로리인데, 지방의 칼로리는 1그램당 9칼로리입니다. 무려 2배 이상입니다.

과도한 칼로리 섭취는 비만으로 이어집니다. 비만이 되면 심장이나 혈관이 받는 부담이 커집니다. 따라서 고기를 먹을 때는 비계와 껍질을 남기는 것이 좋습니다.

자신의 건강을 위해 '예절을 지키는 식사법'보다 '건강에 좋은 식사법'을 기억해 두세요.

'맛있다!' 하지만,
그 한 입이 독이 된다

　1인 가구 중에는 '외식 위주로 식사'를 하는 사람이 많습니다. 결혼했어도 맞벌이라 바쁘게 살다 보면 외식이 많아지기도 합니다.

　먼저 알아 두었으면 하는 것은 '외식이라고 모두 나쁜 것은 아니다'입니다.

　저도 1주일에 1~2회는 체인 음식점에서 가정식이나 소바를 먹습니다.

외식에서 피해야 할 음식 10가지

❶ 라면
❷ 볶음밥
❸ 오므라이스
❹ 덮밥 (돈가스덮밥, 소고기덮밥)
❺ 소바
❻ 가정식
❼ 튀김
❽ 햄버거, 피자, 파스타
❾ 과자·디저트
❿ 청량음료(주스류)

하지만 어디까지나 '1주일에 1~2회'입니다.

외식 메뉴에는 고칼로리, 고지방 음식이 많아 필연적으로 비만이 될 위험이 큽니다.

게다가 입에 들어간 순간, 맛있다는 느낌을 주기 위해 외식 메뉴는 대체로 간이 셉니다. 즉 **염분이 많아 심장과 혈관에도 부담을 줍니다.**

이쯤에서 1주일에 2회 이상은 자제해야 하는 '외식에서 피해야 할 음식' 10가지를 앞페이지에 소개했습니다.

'건강에 좋다는 글귀'에 현혹되지 않는다

어떤가요? 1주일에 2회 이상은커녕 '1주일 내내 이 메뉴들을 번갈아 가며 먹고 있다' 또는 '1일 2회 먹기도 한다'는 사람도 있겠죠.

라면이나 볶음밥, 덮밥, 오므라이스 같은 메뉴는 단품 하나만으로도 배가 충분히 차기 때문에 탄수화물(당질)만 섭취하게 될 가능성이 큽니다.

가정식 백반이 몸에 좋다는 인식이 있는데 꼭 그렇지도 않습니다. 소바, 밥(백미), 절임 반찬에 사용되는 조미료 등에는 당질이 많고, 절임 반찬이나 된장국에도 염분이 많습니다.

'튀김은 채소도 같이 먹는 거니까 외식 메뉴 중에서는 건강에 좋을 거야'라고 생각하기도 하는데 그렇지 않습니다. 튀김은 소위 '기름 덩어리'입니다.

채소를 섭취해 얻게 될 영양소보다 기름에 튀겨진 지방에 더 많은 영향을 받습니다.

양식은 어떤 메뉴든 고칼로리, 고지방 음식이 많고 염분도 많습니다. 게다가 햄버거나 피자, 파스타 등 양식에 많이 쓰이는 베이컨에는 인(p)이라는 미네랄이 많이 함유돼 있습니다. 인은 체내 환경을 정돈하는 중요한 역할을 맡은 성분이지만, 과잉 섭취하면 동맥경화를 일으키는 원인이 될 수도 있습니다.

과자나 디저트도 먹지 않을 수 있다면 먹지 않는 것이 가장 좋습니다. 간혹 '건강에 좋은 성분이 있다'고 적힌 과자도 있는데, 같은 양 또는 그 이상의 당분과 인이 들어 있기도 합니다. '좋은 성분'이라는 글귀에만 시선이 끌려 건강해지고 있다고 느낀다면 착각일 수도 있습니다.

특히 콜라 같은 탄산음료나 주스에 당분이 많다는 것은 다들 알고 계실 겁니다.

만약 지금의 식습관에 위기감이 들었다면 이제 소개할 식사 치료를 실천해 보세요. 식습관 개선은 곧 심장을 돌보는 일이며, 나아가 건강하게 오래 살 수 있는 길로 이어집니다.

비만은 거대한 적! 식습관을 바꾸면 인생이 달라진다

앞서 식사와 건강의 필연적인 관계를 설명했습니다. 이번에는 더 깊이 들어가 식사의 중요성을 살펴보죠.

특히 비만의 위험이 있는 사람과 관련된 내용입니다. **비만은 당뇨병, 고혈압, 심근경색 등 생활습관병을 일으키는 '만병의 근원'입니다. 비만의 기준이 되는 BMI 수치 25 이상인 사람은 식생활 개선(=식사 치료)에 임해주길 바랍니다.**

다음 페이지에서는 식사 치료가 중요한 여덟 가지 이유를 소개합니다.

이유가 여덟 가지나 있다니, **반대로 말하면 식사 치료를 게을리하면 건강 수명이 점점 짧아진다는 의미입니다.**

식사 치료가 중요한 8가지 이유

❶ 사람의 몸은 음식을 먹는 것으로 되어 있다

❷ 심부전의 1단계인 고혈압이나 당뇨병을 예방하려면 식생활을 바꿔야 한다

❸ 먹는 음식의 종류나 양은 당사자가 직접 정할 수 있다

❹ 식사는 매일 꼭 해야 하니까 더 신경을 써야 한다

❺ 운동 치료의 전제는 필수 칼로리 섭취량과 식사의 균형이다

❻ 식사와 운동의 불균형으로 발생하는 근감소증(나이가 들면서 근육량 감소 및 근력 저하 상태), 노쇠(심신의 활력이 약해진 상태)가 수명을 결정한다

❼ 무슨 음식을 먹었는지 직접 기록하면 객관적인 시선으로 볼 수 있다

❽ 고단백, 저단백, 저염 등 영양 조절 식품이 눈부시게 발전했고, 과거보다 식사 치료가 수월하다

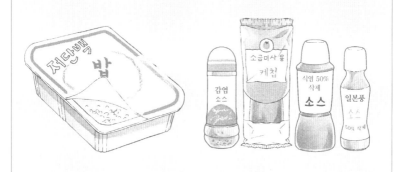

표준 체중과 적정 칼로리 섭취량을 알아두자

그렇다면 구체적으로 무엇을 해야 할까요?

가장 먼저 평소에 어떤 음식을 먹고 있는지 점검하고 칼로리 섭취량을 의식적으로 줄인 식사를 해야 합니다.

인간에게는 적정 체중을 유지하기 위해 필수적으로 섭취해야 하는 1일 '적정 칼로리'가 있습니다. 이 적정 칼로리보다 많이 먹으면 살이 찌고, 적게 먹으면 살이 빠집니다. 당연히 비만의 위험이 있는 사람은 칼로리 섭취량을 계속해서 줄여 나가야 합니다.

적정 칼로리를 산출하는 방법은 106쪽에 나와 있습니다.

이 기준을 초과하면 주의가 필요한 상태입니다. **칼로리 섭취량을 줄이고 표준 체중에 가까워지도록 노력**해야 합니다. **비만이 조절되면 혈압이 낮아지고 혈당과 혈청 지질을 정상적으로 조절**할 수 있게 됩니다.

'BMI 수치는 30 언저리였고 여기서 살이 더 찌면 큰일 나겠다 싶어 다이어트를 시작했습니다. 1년간의 노력으로 BMI 수치가 22까지 낮아졌습니다. 그러자 혈압, 혈당, 콜레스테롤, 중성지방, 요산, 감마 GTP 등 모두 정상 수치로 돌아왔습니다. 이제 건강 검진에서 대사증후군 진단을 받지 않습니다. 무리하지 않고 천천히

적정 칼로리를 계산하는 방법

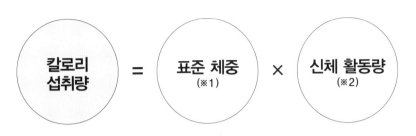

칼로리 섭취량 = 표준 체중 (※1) × 신체 활동량 (※2)

※1 표준 체중(kg) = 신장(m) × 신장(m) × 22(BMI 수치)

※2 신체 활동량 기준 … 오래 앉아서 일하는 사람 = 25~30kcal/kg

　　　　　　　　　　　 오래 서서 일하는 사람 = 30~35kcal/kg

　　　　　　　　　　　 힘쓰는 일이 많은 사람 = 35~40kcal/kg

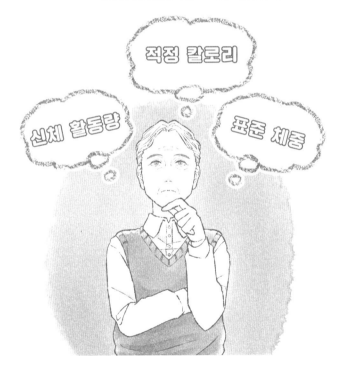

살을 빼서 그러지 요요 현상도 없습니다. 앞으로도 지금의 체형을
유지하고 싶습니다.'

앞의 글은 어느 50대 남성 환자의 이야기입니다. 비만이 해결
되면서 건강을 되찾은 이상적인 사례입니다. 자신의 체형이 걱정
되는 사람은 이 남성의 패턴을 그대로 따라가 보세요.

정크 푸드는 건강 악화의 결정체

적정 칼로리 못지않게 '당질' '지방' '염분' 섭취에도 신경을 써야
합니다.

당질은 탄수화물에 많이 들어 있습니다. 밥, 빵, 면류 등은 당질
덩어리입니다. 단맛 나는 빵은 그렇지 않아도 당질 덩어리인데 여
기다 설탕까지 들어갔으니 되도록 먹지 않아야 합니다.

**당질이 많은 음식을 계속 먹으면 혈당치가 상승해 동맥경화
로 이어집니다. 그러다 결국 뇌경색이나 심근경색 같은 중증 혈
관 질환이 발병합니다.**

지방은 튀긴 음식, 디저트, 과자, 아이스크림 등에 많습니다. 특

히 주의해야 할 음식은 몸에 나쁜 영향을 끼치는 트랜스지방이나 포화지방이 들어 있는 마가린이나 쇼트닝입니다. **이런 것들을 많이 섭취하면 심장질환 등의 발병 위험이 커집니다.**

염분은 면류의 국물이나 절임 반찬 등에 많습니다. **평상시에도 많은 양의 염분을 섭취하는 습관이 있다면 고혈압이 되거나 심장질환을 일으키니 좋을 게 하나도 없습니다.** 성인 1일 평균 염분 섭취량은 10~11g이지만, 심장질환 관리 차원에서는 6g 미만으로 줄일 것을 권장하고 있습니다.

염분을 과다 섭취하고 있다는 것을 알아차렸다면 당장 식생활을 바꾸는 노력을 시작하세요.

올바른 식사 치료와 뒤에서 설명할 운동 치료를 적절히 조합하면 건강 수명은 반드시 늘어납니다.

다른 선택지는 없습니다.

이것이 최종 결론입니다.

식사 치료가 성공하는 세 가지 비결

1일 3식과 간식을 꼼꼼하게 기록한다

어떤 음식을 먹었는지 본인이 꼼꼼히 기록하고 관리하면, ○○이 많다, △△이 적다 등 객관적인 판단이 가능해지고 다음 식사 메뉴에 개선 사항을 반영할 수 있습니다. 스마트폰 카메라로 찍어서 기록해 보세요.

기상 후와 취침 전에 몸무게 측정한다

매일 같은 시간에 체중과 체지방률을 기록하는 습관을 만들어 보세요. 혈압까지 같이 측정하면 아주 완벽합니다. 이 기록을 점검하면 '올바르게 먹고 있는지' 알 수 있습니다. 몸무게에 변화가 없다면 개선해야 할 점을 찾아냅니다.

급격한 감량은 하지 않는다

비만을 해결하려면 꾸준함이 필요합니다. 급격한 체중 감량은 '요요 현상(yoyo現象)'을 일으키기 쉽습니다. 1개월에 1~2kg 감량을 목표로 천천히 진행해 보세요.

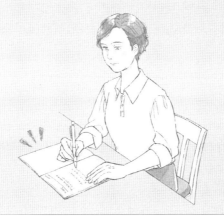

꼭 알아두어야 할
심장에 좋은 음식과 식사법

식사 치료의 중요성을 이해했다면 이제 어떤 음식을 먹어야 할지 구체적으로 살펴보도록 합시다.

심장질환 관리를 최우선으로 둘 때 **가장 권장하는 음식은 '식이섬유가 풍부한 식품'입니다.**

풍부한 식이섬유 섭취는 장내에서 변의 양을 늘리고, 배변을 촉진할 뿐만 아니라 당질 억제, 콜레스테롤이나 중성지방 감소에도 도움이 됩니다. 식이섬유가 풍부한 식품은 배가 부풀어 포만감을 얻기 쉽다는 큰 장점이 있습니다.

결과적으로 비만이 해결되고 당뇨병과 지질이상증을 예방하는 효과가 있습니다.

이밖에도 **DHA(도코사헥사엔산)나 EPA(에이코사펜타엔산)**

같은 불포화지방산이 다량 함유된 식품도 권장합니다.

DHA에는 LDL 콜레스테롤(나쁜 콜레스테롤) 수치를 낮추고 동맥경화나 고혈압 예방도 돕습니다.

EPA에는 DHA와 같은 효과가 있고 혈전을 예방하고 중성지방을 감소시킵니다.

식재료도 엄선해 보자! 매일 먹고 싶은 심장 재활에 좋은 식품

앞의 내용을 바탕으로 '매일 먹고 싶은 심장 재활에 좋은 식품 5가지'를 소개하겠습니다. 여러분은 평소에 이들을 자주 먹고 있나요?

미리 말해두지만, 이 식품들은 만장일치로 선정된 '베스트 5'가 아니라 제가 선정한 '톱 5'라는 것을 알려드립니다. 이렇게 모호하게 말하는 이유는 '이걸 먹으면 심장에 좋다. 오래 살 수 있다'라고 확실한 근거가 나온 논문이 없기 때문입니다. 따라서 섣불리 '베스트'라고 단언할 수 없습니다.

그렇지만 건강에도 좋고 심장 재활에도 효과가 있다고 보는 식재료를 소개할 수는 있습니다. 다음은 그중에서도 대표적인 것들이라고 생각해 주세요.

①끈적끈적한 식품

오크라, 모로헤이야, 신선초, 순채, 말라바 시금치 등 **끈적끈적
한 채소는 물에 잘 녹는 수용성 식이섬유가 풍부해서 식후 혈당
치 상승을 억제합니다.** 이 끈적이는 특성 때문에 위장에서 이동
속도가 느리고, **공복감이 잘 느껴지지 않아 과식을 막는 장점도
있습니다.** 다만 토란이나 참마 등 덩이줄기채소는 당질이 많으니
주의해야 합니다.

채소 이외로는 대두 제품인 낫토, 팽이버섯이나 목이버섯 등의
버섯류, 꼬시래기나 미역귀 등의 해조류도 좋습니다. 채소를 섭취
했을 때와 같은 효과를 기대할 수 있습니다.

②청어

고등어와 정어리로 대표되는 청어에는 EPA와 DHA가 다량 함
유돼 있습니다. 효과는 앞에서 설명한 그대로입니다. **동맥경화나
고혈압을 예방하고 중성지방 상승도 억제하니** 적극적으로 섭취
해 보십시오.

③붉은 육류인 돼지고기

비타민 B_1은 혈액 속의 당을 에너지로 변환할 때 필요한 비타

민입니다. 즉 혈당치 상승을 억제하는 효과가 있습니다. 비만을 예방하고 피로감을 줄이려면 많이 섭취하세요.

비타민 B_1이 많이 들어 있는 대표적인 식품은 붉은 육류인 돼지고기입니다. 그중 안심은 지방이 적고 칼로리를 억제해 특히 권장하고 있습니다. 비타민 B_1의 흡수율을 높이는 '황화 알릴' 성분이 많은 양파, 마늘, 부추 등의 채소와 함께 먹으면 효과가 더 높아집니다.

④견과류

아몬드를 비롯한 견과류는 칼로리는 높지만, 염분 배출을 돕고 혈압을 낮추는 효과가 있는 칼륨, 나트륨, 마그네슘 같은 미네랄이 많습니다.

과잉 섭취는 금물이지만 적당히 매일 먹으면 분명 건강에 이롭습니다.

또 칼륨이 풍부한 식품에는 아보카도, 낫토 등이 있고, 칼슘이 풍부한 식품에는 우유와 와인 등이 있습니다. 그리고 마그네슘이 풍부한 음식에는 두부와 김 등을 꼽을 수 있습니다.

견과류뿐 아니라 대두 제품, 유제품, 청어, 해조류 같은 여러 다양한 식품도 건강에 이롭습니다.

매일 먹고 싶은 심장 재활에 좋은 식품 톱5

끈적끈적한 식품

오크라, 모로헤이야, 신선초, 순채, 말라바 시금치, 팽이버섯,
목이버섯, 꼬시래기, 미역귀 등

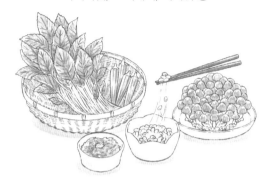

청어

고등어, 정어리, 꽁치, 참치, 가다랑어 등

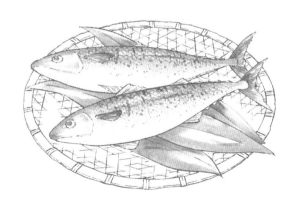

붉은 육류인 돼지고기

안심 부위를 권장하고 양파, 마늘, 부추 등의
채소를 함께 먹으면 효과가 좋다

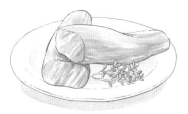

견과류

아몬드, 땅콩, 캐슈너트, 마카다미아, 호두 등

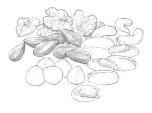

식초와 녹차

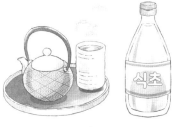

⑤식초와 녹차

식초의 신맛을 내는 초산, 그리고 녹차의 떫은맛을 내는 카테킨에는 당질을 포도당으로 분해하는 효소 작용을 강화하고 혈당치 상승을 억제하는 효과가 있습니다.

식초는 높은 혈압을 낮추고 내장지방을 줄이는 효과도 증명됐다는 점에서 일석이조도 아닌 "일거삼득"입니다. 식초를 그냥 먹을 수는 없으니 요리에 적절히 써 보십시오.

콜레스테롤 섭취 제한은 의미가 거의 없다

콜레스테롤은 인간의 몸속에 있는 지방의 한 종류입니다.

세포막의 구성 성분, 스테로이드 호르몬의 원료, 소화 흡수에 필요한 담즙산을 만드는 재료이기 때문에 우리 몸에 꼭 필요한 지방입니다.

콜레스테롤에는 크게 LDL 콜레스테롤과 HDL 콜레스테롤 두 종류가 있습니다. LDL 콜레스테롤이 너무 많아지면 혈관 벽에 쌓여 동맥경화를 촉진하므로 '나쁜 콜레스테롤'이라고 하고, 반대로 HDL 콜레스테롤은 동맥경화를 억제하는 작용이 있어 '착한 콜레스테롤'이라고 합니다.

116

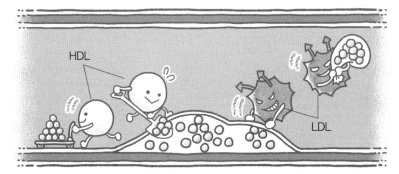

HDL과 LDL의 균형이 중요하다

　중요한 것은 혈중 콜레스테롤의 양(콜레스테롤 수치)과 LDL 콜레스테롤과 HDL 콜레스테롤의 균형입니다. 이 균형이 무너지면 **공복 시 LDL 콜레스테롤은 140mg/dl 이상, HDL 콜레스테롤은 40mg/dl 미만이 되는 이상지질혈증을 진단받게 됩니다.**

　이상지질혈증은 동맥경화와 뇌경색 등을 일으키는 요인이 되므로 예방을 의식한 생활을 보내야 합니다. 과식이나 운동 부족 등으로 중성지방이 증가하면 LDL 콜레스테롤 수치는 상승하는 반면 HDL 콜레스테롤 수치는 감소하기 때문에 비만의 위험이 있는 사람은 더 세심한 주의가 필요합니다.

　그럼, 여기서 한 가지 질문입니다.
　콜레스테롤 함량이 많기로 유명한 달걀은 하루에 몇 개까지 먹어도 될까요?

예전에는 '하루에 한 개'가 정답이었지만 지금은 틀린 답이 되었습니다. 건강에 이상이 없는 사람이라면 '크게 신경 쓰지 말고 먹어도 된다'가 지금의 상식입니다.

콜레스테롤 함유량이 많은 주요 식품

고기 내장류 간, 대창 등

알 달걀(특히 노른자), 연어알, 연어알젓, 명란젓 등 어류의 알

고기 비계 소고기 안심, 등심, 삼겹살, 닭 껍질 등

과자 슈크림, 푸딩 등

물론 모든 일에는 정도가 있는 법이라 수십 개 먹는 것은 권장하지 않지만 2~4개 정도면 전혀 문제될 게 없습니다.

한때 콜레스테롤 함량이 높은 식품 섭취를 자제시키던 시대도 있었지만, 이 상식은 상당히 많이 달라졌습니다.

왜냐면 **콜레스테롤 대부분이 체내에서 생성되어 식사는 거의**

영향을 주지 않는다는 사실이 밝혀졌기 때문이죠.

식사로 흡수되는 콜레스테롤은 전체의 20~30% 정도에 불과합니다. 따라서 콜레스테롤이 과다 섭취하는 식사를 많이 하더라도 단지 이 이유 하나 때문에 콜레스테롤 수치가 정상 범위를 벗어나는 경우는 잘 없습니다.

물론 비만의 위험이 있거나 콜레스테롤 수치가 항상 높은 사람은 콜레스테롤 함량이 많은 식품을 많이 먹지 않도록 주의해야 하지만, **콜레스테롤 섭취를 극단적으로 제한한다 해도 그 효과는 미비**하다는 것을 아셔야 합니다. 신경이 예민해지면서까지 콜레스테롤 섭취를 제한하지 않아도 괜찮습니다.

콜레스테롤을 대비하는 방책은 식생활 개선+운동+약

그렇다면 콜레스테롤 수치를 정상 범위로 되돌리려면 어떻게 해야 할까요?

우선 식생활을 개선하고 조금 더 나아가 비만을 해결해야 합니다.

- **꼭꼭 씹어 천천히 먹는다**
- **밤에 간식이나 야식을 먹지 않는다**

- **그릇에 적당량만 담는다**

다른 무엇보다 이 세 가지를 명심하면서 불필요한 칼로리를 섭취하지 않아야 합니다.

또 기름의 질도 신경 써야 합니다.

살이 잘 찌는 포화지방산 기름(고기 비계, 기름 그 자체, 버터 등)을 적게 먹고, 그 대신 **콜레스테롤이나 중성지방을 낮추는 작용을 하는 불포화지방산 기름(아마씨유, 해바라기유, 옥수수유, 채종유, 등푸른생선 등)을 많이 섭취하면 콜레스테롤 수치가 정상 범위로 근접할 수 있습니다.**

그리고 최대한 몸을 움직이세요. 헬스장에 꾸준히 가지 못해도, 잘 달리지 못해도, 걷기는 할 수 있을 겁니다.

에스컬레이터나 엘리베이터 대신 계단을 오르거나, 목적지까지 일부러 길을 돌아가는 등 적절한 부하(負荷)를 주면서 걷는 양을 늘리세요. 틀림없이 비만을 해결하는 길로 이어집니다.

마지막으로 지질이상증(脂質異常症, 고지혈증)이 있는 사람이 콜레스테롤 수치를 정상으로 되돌리고 싶다면, 지질이상증 치료제라는 든든한 아군이 있습니다. 요즘은 효과가 아주 높은 약이 개발되어 복용만 하면 콜레스테롤 때문에 골머리를 앓는 일이 사라졌습니다. 운동이 서투른 사람(또는 물리적으로 못하는 사람)은

120

의사와 상담해 약을 처방받아 보세요.

당장 따라 하고 싶은 심장이 건강한 사람들의 공통된 식사법

앞서 식사요법과 관련해 어떤 식재료와 성분이 좋고 나쁘며, 몸에 미치는 영향도 살펴보았습니다. 이번에는 '식사법'을 중점적으로 보겠습니다. 즉 조리법, 식재료 조합, 횟수, 먹는 순서 등 어떻게 먹을지에 대한 이야기입니다.

이 책에서 소개하는 식사법은 모두 10가지입니다. 심장이 건강한 사람일수록 의식적으로든 무의식적으로든 이 중 이미 실천 중인 식사법이 많을 겁니다. 여러분도 당장 시작해 보세요.

①1일 3식, 부족하지도 넘치지도 않게 먹는다

식사는 하루에 몇 번 먹어야 가장 좋을까요? 여기에 대해서는 여러 설이 있어 결론 내리기가 어렵지만, 건강을 최우선으로 생각하는 경우 아침, 점심, 저녁 식사 모두 부족하지도 넘치지도 않게 먹는 것이 이상적입니다.

아침을 먹지 않으면 자율신경 불균형, 집중력 저하, 혈당치의 급격한 변화 등 부정적인 영향을 일으킵니다.

하루에 두 번만 먹으면 살이 빠질까요? 살은 그렇게 쉽게 빠지지 않습니다. 식사에 공백이 생기면 오히려 공복감이 커져 과식하는 경우가 많습니다. 1일 2식만 먹는다고 먹는 양까지 3분의 2로 줄지는 않으니까요.

②채소를 먼저 먹는다

식사할 때 식이섬유부터 섭취하면 장(腸)에 있는 GLP-1이라는 호르몬이 분비됩니다. 이 GLP-1은 위(胃)를 천천히 움직이게 만들고 인슐린 분비를 촉진해 혈당치를 내립니다. 또 음식물이 통과하는 속도를 늦춰 당질의 흡수를 억제하고, 뇌의 중추신경에 작용하는 식욕 자체를 억제하는 효과도 있습니다.

어렸을 때 밥, 반찬, 된장국 순서로 한 입씩 먹는 '삼각형 식사'를 배운 사람이 많습니다. 하지만 식후 혈당치를 고려하면 가장 좋은 식사법이라고 할 수 없습니다.

가장 좋은 식사법은 식이섬유가 풍부한 채소→단백질·지방이 많은 고기나 생선→당질이 많은 주식(밥이나 면 등의 탄수화물) 순입니다.

③현미나 통밀빵으로 바꾼다

정제된 쌀이나 밀가루는 식후 혈당치 상승률 지표인 'GI 수치'가 매우 높습니다. 당질 과다 섭취는 비만으로 직결되고 결국 생활습관병(성인병)을 일으키는 방아쇠가 되므로 GI 수치가 높은 식품은 주의해야 합니다.

밥이나 빵을 완전히 먹지 않고 살 수는 없습니다. 혈당치가 걱정이라면 **정제된 쌀이나 밀가루 대신 GI 수치가 낮은 현미나 잡곡밥, 통밀빵으로 바꾸어 보세요.** 하루 세끼를 매일 이렇게 먹기 힘들다면 일부만 바꿔도 괜찮습니다. 이렇게만 해도 혈당치를 효과적으로 관리할 수 있습니다.

④아침 식사는 '염분을 거의 제로'에 유의한다

염분 과잉 섭취는 심장의 건강을 위협하는 큰 적입니다. 고혈압학회가 제안하는 고혈압 환자의 권장 염분 섭취량은 남녀 모두 1일 기준 6g 미만입니다. 1일 3식을 균등하게 나누면 1식의 식사에 2g입니다. 염분 2g이 들어간 음식을 실제로 먹어 보면 알겠지만, 굉장히 싱겁습니다. 아마 '간이 안 되었다'라고 느낄 겁니다.

그렇다면 아침을 먹을 때 '염분을 거의 배제해' 보세요. 점심은 주로 밖에서 먹고, 저녁은 든든하게 먹는 사람은 아무래도 점심과 저녁의 염분 섭취량이 많아집니다. 아침을 먹을 때도 염분을 많이 섭취하면 바로 1일 권장량을 넘길 것입니다.

세 번의 식사 중 언제 가장 염분 섭취를 참을 수 있을까요? 대부분 '아침'을 고르실 겁니다. 그렇다면 점심과 저녁에만 염분 섭취를 허용하고, 아침에는 되도록 염분을 배제하는 식사를 시작해 보세요.

저염 식사를 위해서는 바나나+두유, 사과+요구르트, 그래놀라 등 저당질 시리얼+우유 조합으로 아침을 들면 좋습니다.

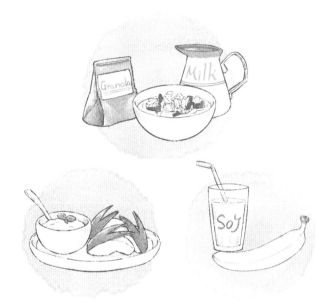

아침에는 '염분을 거의 제로' 식사로
하루 염분 섭취량을 조절하자

⑤된장국이나 수프는 하루에 한 그릇만

만드는 사람에 따라 양이 달라지지만, 된장국 한 그릇에 들어간 염분량은 약 1.2~1.5g입니다. 세 번의 식사때마다 매번 된장국(빵이나 양식을 먹을 때는 수프)을 먹으면 이것만으로도 1일 권장량 6g을 거의 다 채우게 됩니다.

아무리 된장국이 우리나라 사람의 소울 푸드라고 해도, 건강이 우선이라면 섭취를 자제해야 합니다. 제가 개인적으로 바람직하다고 생각하는 기준은 하루에 한 그릇입니다. 그마저도 최대한 싱겁게 해서 드시는 것이 좋습니다.

채소가 듬뿍 들어간 건더기 많은 된장국이면 충분히 만족스럽게 식사할 수 있으니 하루에 한 그릇만 먹어도 충분하지 않을까요?

⑥조미료는 '뿌리지' 않고 '찍어' 먹는다

간장이나 소스 등 조미료에는 염분이 상당히 많습니다. 후생노동성의 〈2019년도 국민건강·영양조사〉에 따르면 우리나라 사람의 하루 평균 염분 섭취량 10.1g 중 6.7g이 조미료라고 합니다.

이 비율은 상당히 높은 수준이라 조미료 양만 줄여도 염분 섭취량이 효과적으로 줄어든다는 사실을 알 수 있습니다.

여러분은 구운 생선이나 튀김을 먹을 때 간장이나 소스를 왕창 뿌리지 않나요?

만약 그러고 있다면 당장 멈추시길 바랍니다.

뿌린 조미료의 양이 모두 체내로 흡수되니까요.

작은 종지에 조미료를 담아 조금씩 찍어 먹는 습관을 만들어 보세요.

또 저염 된장, 저염 간장 또는 소금이 들어가지 않은 케첩 등 저염 조미료를 사용하는 방법도 좋습니다. 간장이나 소스를 뿌리는 대신 염분이 조금 들어간 튜브 타입의 마늘이나 생강을 사용해도 맛있게 먹을 수 있습니다. 꼭 한번 해 보시길 바랍니다.

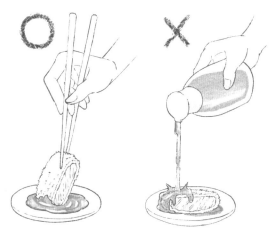

염분 섭취를 줄이기 위해 조미료를
'찍어 먹는' 습관을 만든다

⑦가공식품은 되도록 먹지 않는다

햄, 베이컨, 소시지 등 가공육이나 어묵 등의 냉동 제품에는 염분이 굉장히 많이 들어 있습니다.

또 가공식품에는 고기의 색을 선명하게 하고, 보수성(保水性)·점착성(粘着性)을 높이기 위해 인을 첨가하는 경우가 많습니다. 인(燐; P)은 체내에서 중요한 역할을 하는 미네랄이지만, 과잉 섭취하는 경우 신장 기능이 저하되는 특성도 있습니다.

이처럼 가공식품을 먹으면 불필요한 염분과 인이 체내로 흡수됩니다.

햄이나 어묵을 먹을 거라면 차라리 가공 전 고기나 생선을 먹으라는—— 말에 의심할 여지가 없군요.

⑧외식은 자제하고 먹을 때는 영양 균형을 의식한다

외식을 아예 하지 않는 것은 불가능하며, 반드시 그렇게 해야 한다고 권하지도 않습니다. 저 역시 일주일 한두 번은 외식을 즐기고 있습니다.

다만 메뉴 선정은 신중해야 합니다.

외식 메뉴에는 고칼로리, 고지방, 고당질, 고염분의 간이 센 음식이 즐비해 있습니다. 가끔은 괜찮지만 먹고 싶은 음식을 원하는 만큼 자주 먹다가는 건강이 나빠질 게 자명합니다.

외식을 일절 하지 않는다가 아니라 최대한 자제한다는 기본자세를 가지고 **저염 또는 저당질 메뉴를 고르거나, 조미료를 덜 쓰거나, 칼로리를 고려해 영양이 균형 잡힌 메뉴를 고르시길 바랍니다.**

⑨'굽고' '튀기고' '볶는' 고온 조리를 피한다

당질이 많은 식품을 과다 섭취해 고혈당이 오래 지속되면 여분의 포도당이 단백질이나 지방에 달라붙어 계속해서 변질을 일으킵니다. 이것이 '당화'입니다. 그리고 그 끝은 당 독소라는 이름에 걸맞게 'AGE(최종당화산물)'라는 물질로 거듭납니다.

AGE는 당뇨병, 동맥경화, 신부전, 치매 등을 일으키는 요인으로 그야말로 '백해무익'의 천적입니다. 이 AGE가 체내에서 발생하지 않는 노력, 줄이는 노력이 필요합니다.

그래서 저는 저온 조리를 추천합니다. 식재료에 있는 AGE는 '굽고' '튀기고' '볶는' 고온 조리 과정을 거치면 그 양이 폭발적으로 증가합니다.

반면 '찌고' '끓이고' '삶는' 저온 조리는 AGE 증가에 별다른 영향을 미치지 않습니다. 즉 **고온 조리보다 저온 조리의 빈도를 높여야 AGE를 줄일 수 있습니다.**

⑩단맛 과자와 디저트는 1주일에 1~2회까지

케이크, 단빵, 초콜릿(카카오 함량이 높은 초콜릿 제외), 쿠키, 아이스크림 등 단맛 과자나 디저트에는 당분이 많습니다. 이런 음식을 과다 섭취하면 몸에 좋지 않다는 것은 이제 길게 설명하지 않아도 아실 겁니다.

이런 단맛 음식은 극단적으로 자제해야 좋지만, **도저히 참을 수 없을 때는 1주일에 한 번, 많아도 두 번만 드세요. 더 먹게 되면 항상 고혈당 상태에 있게 될 위험이 커집니다.**

과일의 1일 권장 섭취량은 100~150g입니다. 이 정도 양이면

심장이 건강한 사람의 식사법❿

❶ 1일 3식, 부족하지도 넘치지도 않게 먹는다

❷ 채소를 먼저 먹는다

❸ 현미나 통밀빵으로 바꾼다

❹ 아침 식사는 '염분을 거의 제로'에 유의한다

❺ 된장국이나 수프는 하루에 한 그릇만

❻ 조미료는 '뿌리지' 않고 '찍어' 먹는다

❼ 가공식품은 되도록 먹지 않는다

❽ 외식은 자제하고 먹을 때는 영양 균형을 의식한다

❾ '굽고' '튀기고' '볶는' 고온 조리를 피한다

❿ 단맛 과자와 디저트는 1주일에 1~2회까지

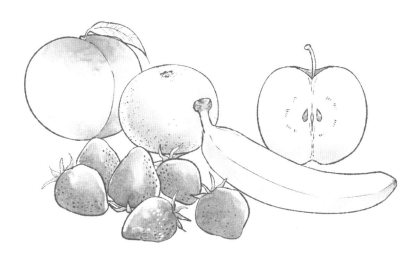

건강에 좋은 칼륨, 비타민, 식이섬유를 흡수하는 동시에 당분(과당)의 과다 섭취도 막을 수 있습니다. 권장치를 초과하면 고혈당을 일으킬 수 있으니 너무 많이 먹지 않도록 주의하세요.

참고로 바나나 한 개, 사과 반쪽, 큰 귤 한 개, 딸기 여섯 개, 복숭아 한 개가 100g입니다.

술은 '조금은 마셔도 괜찮다'가 의학계의 상식

'병에 잘 걸리지 않는 몸을 만든다'

'건강 수명을 늘린다'

이런 이야기가 화두에 오를 때 꼭 듣게 되는 질문이 "술은 마셔도 되나요?"입니다.

'담배는 어떤 이유에서든 절대 안 된다'는 이제 일반 상식이 되었습니다.

그런데 술에 관해서는 의사와 전문가들도 저마다 의견이 다를 수 있습니다.

빈도, 양, 종류 등에 관해서도 각기 다른 의견이 나옵니다.

다만 '소량 정도는 마셔도 괜찮다'는 의견에는 모두가 동의하고

이거면 괜찮아! 1일 적정 음주량

- 맥주 ····· 500ml
- 사케 ····· 180ml
- 와인 ····· 120ml
- 위스키(더블) ····· 60ml
- 일본 소주 ····· 110ml

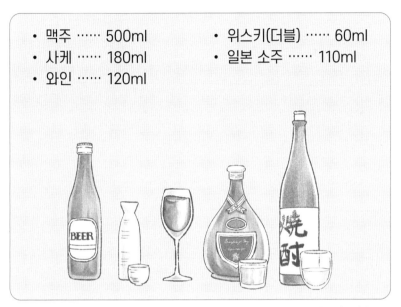

※혈당치가 걱정인 사람은 당질이 있는 맥주나 사케는 마시지 않도록 합니다. 대신 당질이 없는 소주나 위스키 등의 증류주를 드세요.

있습니다. **심장 재활 관점에서도 술은 절대 마시면 안 된다는 입장일 필요는 없습니다.** 저도 환자의 상태에 따라 음주를 허용하기도 합니다.

술을 소량으로 마시면 혈행이 개선되고 HDL 콜레스테롤(좋은 콜레스테롤)이 증가하며 심신이 안정되는 등 긍정적인 효과가 나타납니다.

따라서 혈압, 혈중 중성지방, 혈당 등의 수치가 정상이고 평소에도 잘 관리되고 있으면 거의 매일 마셔도 괜찮습니다. 1일 기준 적당량(최대치)은 다음 그림에서 소개하는 그대로입니다.

물론 이 적정량보다 더 많은 양의 술을 매일 같이 마셔서는 안 됩니다. **많은 양의 술을 계속해서 마시면 혈압 상승, 간 기능 장애, 비만, 수면 장애 같은 부정적인 결과를 초래하며, 최악의 경우 뇌경색이나 심근경색으로 이어지기도 합니다.**

술을 마시는 것은 괜찮지만, 즐길 수 있을 정도까지만 마셔야 합니다. 가능하다면 일주일에 하루 이틀은 쉬는 날로 정하고 건강에 영향을 주지 않은 선에서 즐겨 보세요.

적정량보다 많이 마시면 반드시 '부메랑'이 되어 되돌아옵니다. 일단 술을 마시기 시작하면 멈추지 못하는 사람은 처음 한 잔을 어떻게든 참고 금주 방침을 따르세요.

그밖에도 아직 더 있다!
심장이 건강한 사람이 매일 하는 것

식사 이외에 또 어떤 생활 습관이 몸을 건강하게 만들까요? 심장이 튼튼하고, 오래 사는 사람들의 일과를 들여다보면 공통점이 제법 보입니다. 이를 참고하면 건강하게 오래 사는 지름길에 들어서게 됩니다.

"어차피 운동 아닌가요?"

이런 말이 들리는 것 같은데요. 물론 반박할 생각은 없습니다. 건강을 지키려면 매일 적당한 운동은 꼭 필요하니까요. 헬스장이나 수영장에 다니거나 걷기 운동을 계속하는 데 어려움이 없다면 부디 그대로 하면 됩니다.

다만 운동복으로 갈아입거나 의욕이 대단히 넘쳐야만 운동인 것이 아닙니다. **우리의 일상 속에는 '실질 운동'이라고 할 수 있는 행동이 여기저기에 많습니다.** 이를 의식하는 것만으로 운동을 바라보는 관점이나 대처법이 달라집니다.

{'산책' '집안일' '하면서 운동'도 충분히 효과 있다}

이를테면 **반려견 산책은 훌륭한 운동(걷기)**입니다. 마음 맞는 산책 친구와 함께하면 마음이 더 적극적으로 변합니다. 반려견에

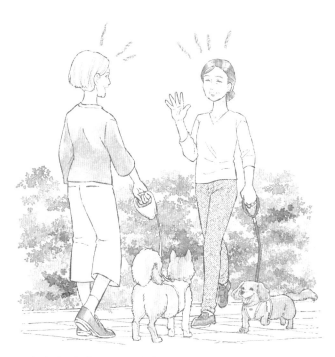

반려견 산책으로도 심장이 튼튼해지는 효과가 크다

게도 좋고, 자기 자신에게도 좋은 일석이조의 습관입니다.

그날 저녁거리를 사기 위해 매일 장을 보러 가는 것도 좋은 습관입니다. '한꺼번에 사야 절약된다'라고 할 수도 있지만, 애써 절약한들 몸이 망가지면 말짱 도루묵입니다. 집에서 마트나 상점까지 다녀오는 걷기가 조금씩 당신의 심장을 튼튼하게 만들 것입니다.

저와 동년배인 남성 지인은 **매일 하는 분리수거로 심장을 건강하게 지키고** 있습니다. 아마 쓰레기를 들고 집에서 분리수거장까지 가는 행동이 근력과 지구력을 키웠을 겁니다.

"분리수거를 하면서 아내는 물론 가족들과 관계가 좋아지고 있어요. 집안에서 정신적으로 스트레스받을 일도 사라졌어요."

지인이 이렇게 말한 이유는 정신적으로 심장에 부담을 주지 않는 행동을 무의식중에 했기 때문이라고 생각합니다.

이밖에도 텔레비전을 '보면서 운동'하는 사람도 많습니다. **텔레비전을 보면서 15분 정도 체조나 에어로빅을 하면 상당히 효과가 좋습니다.**

운동복이나 수영복으로 갈아입지 않아도 됩니다. 평상복이어도 부담 없이 바로 시작할 수 있습니다.

'운동'이라고 하면 왠지 준비가 필요할 것 같고 '열심히 해야 한다'라는 기분이 들지만, 운동이라는 생각을 버리면 정신적 부담도 사라집니다. 결과적으로 무의식중에 심장을 관리하는 것이 됩니다.

무엇을 하든 '초조해하지 않고 천천히'를 의식하기

운동 외에 유념해야 할 생활 습관에는 **초조해하지 않고 천천히 행동하기**, '식사 후 목욕' 또는 '배가 부른 상태에서 운동'하는 등 **심장에 두 가지 부하가 동시에 걸리게 하지 않기, 약물 복용 전후 한두 시간은 안정 취하기** 등이 있습니다.

화장실과 심장이 받는 부담의 연관성도 무시할 수 없습니다.

배변 시 배에 힘을 주면 혈압이 올라 심장에 부담이 갑니다. 배변 신호가 와도 화장실에 가지 않고 참는 것 또한 심장에 부담을 주는 요인이 됩니다.

그리고 겨울철 추워진 화장실은 혈압을 변동시켜 발작을 유발할 수 있습니다.

이 모든 것이 심장을 위험한 상태로 몰아넣을 가능성을 높이는 나쁜 조건입니다. **배변 시 배에 힘을 주지 않는다. 배변 신호가 오**

면 참지 않는다. 겨울에는 화장실을 따뜻하게 해 놓는다. 이 세
가지는 항상 기억해 두세요.

또 **미리 계획을 세워 자신만의 속도로 행동하기, 무거운 짐 들
지 않기, 되도록 운전하지 않기**도 심장을 돌보는 행위이자 실제로
심장이 건강한 사람들이 가진 공통점입니다. 사소해 보여도 쌓이
고 쌓여 건강하게 오래 살 수 있는 비결이 됩니다.

심장에 부담을 주지 않는 이상적인 운동은?

운동이 서툰 사람이 있는가 하면, '힘들지 않다' '오히려 좋아한
다'는 사람도 있습니다. 그리고 운동을 좋아하는 사람의 심장은 대
체로 건강합니다.

앞서 운동은 무리하면서까지 할 필요 없다고 설명했는데요. 물
론 가능하다면 운동은 하는 것이 당연히 좋습니다.

다만 무턱대고, 무작정, 계획도 없이, 무조건 강도 높게, 쉬지도
않고 운동해서는 안 됩니다.

모든 일에는 정도라는 것이 있습니다. 또 운동의 강도가 적당한
지도 중요합니다. 운동은 적극 추천하지만, 그에 앞서 운동의 본질
(질과 정도)을 깊이 생각할 필요가 있습니다.

심장이 튼튼한 사람이 하는 운동 베스트 5

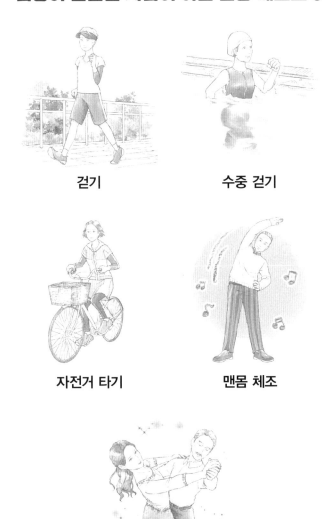

걷기

수중 걷기

자전거 타기

맨몸 체조

사교댄스

운동의 대전제는 혈압과 심박수를 급격히 상승시킬 만한, 심장에 부담이 되는 격한 운동은 피하는 것입니다. 천천히 30분 정도 시간을 들여 연속해서 할 수 있는 운동이 가장 좋습니다.

여기에 부합하는 이상적인 운동은 유산소 운동입니다. 심장에 부담을 주지 않고 효율적으로 건강해지는 효과를 얻을 수 있습니다.

제가 추천하는 유산소 운동 베스트 5는 그림과 같습니다. 이 중 **심장질환이 걱정되는 사람에게 가장 추천하는 운동은 걷기입니다.** 장소와 시간에 구애받지 않고 가벼운 마음으로 시작할 수 있다는 큰 장점이 있습니다. 운동 시간과 강도(속도)도 직접 조절할 수 있다는 점도 매력적입니다.

걸을 때는 **보폭을 넓히는 데 집중하세요.** 그러면 자연스럽게 등이 곧게 펴지고 팔을 크게 흔들게 됩니다.

걷는 속도는 '숨이 조금 차는 정도'가 좋습니다. 운동하는 습관이 없던 사람은 우선 10분(약 1,000보)부터 시작해 보세요. 익숙해지면 서서히 20분, 30분 또는 이 이상으로 시간을 늘려갑니다.

대화가 힘들 만큼 숨이 차거나, 걷기가 끝난 다음 '헉헉' 소리가 나올 정도로 호흡이 거칠어졌다면 약간 무리한 경우입니다. 심장이 받는 부담이 큰 무산소 운동을 했을 가능성이 있으니 다음부터는 조절이 필요합니다.

지나치게 즐겁지도 않고, 괴롭지도 않을 때가 가장 이상적인 강도입니다.

무리하지 않고 쉬는 것도 훌륭한 심장 재활

운동을 시작하기 전 두근거림이 있거나 숨이 차면 무리하지 말고 쉬어야 합니다.

또 운동 중에 다음과 같은 증상이 나타나면 즉시 운동을 멈추세요.

- 가슴 통증이나 호흡 곤란이 있는 경우
- 멀미, 구토, 휘청거림이 있는 경우
- 평소보다 땀을 아주 많이 흘리는 경우
- 운동 중 심박수가 전날보다 10회/분 이상 상승한 경우 (심부전 의심)
- 운동 중에 두근거림, 빈맥, 서맥, 실신 등 부정맥 증상이 나타난 경우

그리고 테니스같이 격렬한 유산소 운동, 게이트볼같이 승부가 중요한 운동, 기구를 사용하는 근육 단련이나 볼링 등 복부에

힘을 주는 동작을 하는 운동은 되도록 피해야 합니다. 꼭 해야 하는 운동은 아닙니다.

평소 신체가 건강한 사람은(혈압이나 심박수에 대한 불안이 없는 사람) 방금 소개한 운동 베스트 5 외로 다음의 유산소 운동을 해도 좋습니다.

심장에 부하가 크게 걸리지만 과한 정도는 아니니 심장이 더욱 튼튼해집니다.

건강의 이상 신호를 빨리 알아차리려면 변화를 눈치채야 한다

심장이 건강해지는 식사요법은 정상적인 생활을 하고 있어도 눈에 보이는 '성과'가 없으면 성취감이 느껴지지 않는 법입니다. 게다가 걱정이 많은 사람은 불안에 떨기도 합니다.

이번에는 매일 하면 좋은 루틴으로 집에서 할 수 있는 심장 관리 +a를 소개합니다. 구체적으로는 다음 네 가지가 있습니다.

①**체중 측정**
②**혈압·맥박 측정**
③**부종 확인**

④손가락 고리 만들기 테스트

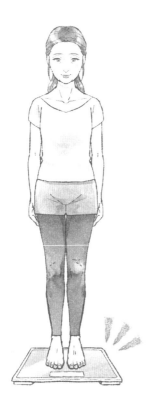

①과 ②는 매일 정해진 시간(특히 기상 시간)에 측정하고 정확하게 기록합니다. 여차하는 상황에 변화를 포착하고 몸의 이상을 재빨리 알아차릴 수 있습니다.

체중이 지난주보다 1.5g 이상 늘었다면 주의가 필요합니다. 심부전이 악화하여 수분이 신장에서 배출되지 않고 체내에 고여 체중이 늘었을 가능성이 있기 때문입니다. 이런 경우 바로 병원 진료를 받으세요.

아침에 측정한 맥박이 전날보다 10회/분 이상 빨라졌다면 심부전 발병 또는 신부전이 악화하였을 가능성이 있습니다. 심장이 약해지면 펌프 기능이 저하되어 한 번의 박동으로 내보내는 혈류량이 적어지기 때문입니다(그래서 맥박은 빨리 뜁니다).

혈압은 **수축기 혈압이 135mmHg(의료기관에서 측정 시**

140) 이상 또는 이완기 혈압이 85mmHg(의료기관에서 측정 시 90) 이상인 경우 고혈압으로 진단합니다(의료기관과 진단 기준이 다른 이유는 병원에 오면 긴장하는 경우가 있기 때문입니다).

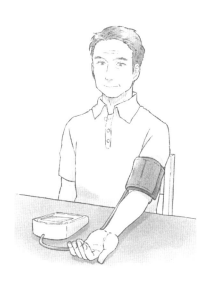

기준 수치보다 높게 나왔다면 저염식으로 바꾸는 등 고혈압 대책법을 시작하세요.

혈압은 '매일 아침, 식전·약물 복용 전'에 측정합니다. 그리고 '항상 똑같은 자세로 앉아 측정합니다' '3회 연속으로 측정해 평균치를 냅니다' '측정하기 전 5분 정도는 식사, 담배, 알코올, 목욕을 자제합니다' 이를 지켜야 정확한 측정이 가능합니다.

아침 부종은 매우 위험한 신호

③은 반드시 아침에 확인하세요. 심장이 약해지면 수분이 몸밖으로 잘 배출되지 않아 체내에 수분이 고여서 부종이 생깁니다.

저녁에 생기는 부종은 하루 종일 다리에 걸린 부하(걸음 수 등)로 인한 일시적인 현상이기 때문에 걱정하지 않아도 됩니다.

하지만 **아침에 생기는 부종은 심장에 이상이 생겼을 가능성을 의미합니다.** 무릎 관절에 염증이 있으면 통증이 있는 다리에 부종이 생기는 경우도 있지만, 통증이 없는 다리에 부종이 생긴 경우는 문제가 심각합니다. 심부전의 가능성이 있기 때문입니다.

이런 경우 정강이뼈 부분과 발등을 손가락으로 눌러 부종을 판단할 수 있습니다. 손가락으로 누른 자리가 그대로 파여 손가락 자국이 남으면 부종입니다.

심부전이 심각해지면 자다가 가슴이 괴로워지고, 누워 있으면 숨을 쉬기 힘든 '좌위 호흡'이라는 증상이 나타납니다. 이때는 서둘러 구급차를 부르세요.

손가락 고리 만들기 테스트로 장기 요양을 예방한다

④의 손가락 고리 만들기 테스트는 '근감소증'을 판단하는 간단 측정법입니다. 엄밀히 말하면 심장 관리는 아니지만, 건강을 유지하는 굉장히 중요한 방법이라고 생각해 추가하였습니다.

근감소증은 노화, 운동 부족, 장기간 안정으로 인해 근력이

쇠약해지는 것을 말합니다. 근감소증이 나타나면 앞으로 넘어지거나 누워서 지내게 될 위험이 커집니다.

　근감소증이 심해지면 신체 기능 저하를 시작으로 몸이 점점 쇠약해지고, 생활 기능 장애나 장기 요양의 가능성이 커지는 '노쇠(frailty)' 상태가 됩니다. 이런 상황이 오기 전에 철저한 관리가 필요합니다.

손가락 고리 테스트

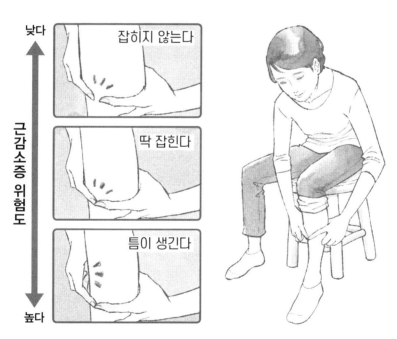

엄지손가락과 검지로 종아리의 가장 굵은 부분에서 '손가락 고리'를 만듭니다. 고리의 크기가 더 크면 주의가 필요합니다.

손가락 고리 만들기 테스트는 종아리 근육의 굵기를 측정해 근감소증을 판단합니다. 양손의 엄지손가락과 검지로 고리 모양을 만들어 종아리의 가장 굵은 부분을 감쌌을 때 손가락 고리가 더 크면 근감소증일 가능성이 있다고 봅니다.

근감소증이 심해져 노쇠 상태가 되면 문제가 커지므로 근감소증이 의심되는 사람은 당장 운동을 시작하세요.

이상적인 수면 생활을 하면 심장이 기뻐한다

영양 균형이 잡힌 적정량의 식사, 적당한 운동, 양질의 수면이 중요합니다.

의료계에서는 이 세 가지를 건강 증진을 위한 필수 조건으로 봅니다. 식사와 운동에 관해서는 이미 살펴보았으니 이제 수면에 관한 이야기를 해 보죠.

수면은 심신의 안정에도 매우 중요하며, 경우에 따라서는 수면 부족이 고혈압이나 심장질환 발병으로 이어지기도 합니다. 왜냐하면 수면이 부족하면 교감신경 활동이 우위가 되고 혈압이나 맥박이 상승해 심장에 부담을 주기 때문이죠.

146

수면 시간 길이도 중요합니다. 얕은 잠을 자면 몸의 피로가 풀리지 않고 체력도 회복되지 않으니 짧게라도 푹 자는 것이 가장 중요합니다. 이것이 바로 양질의 수면입니다.

여러분도 수면의 질을 높이기 위해 주변 환경을 세심하게 관리해 보세요.

쉽게 잠들 수 있는 요령을 알아보자

심장에 부담을 주지 않으면서 양질의 편안한 수면을 위한 여섯 가지 비법을 엄선했습니다. 이 여섯 가지를 의식하면서 생활해 보세요. 하나도 어렵지 않습니다.

①규칙적인 생활을 한다

매일 같은 시간에 잠들고 같은 시간에 일어나는 생활이 가장 이상적입니다. '이 시간이 되면 잠에 든다'라고 몸이 기억하게 되니 자연스럽게 잠들 수 있습니다.

②낮 동안 몸을 움직인다

몸이 피곤할수록 잠이 잘 오는 경험은 다들 있겠죠. **낮 동안의**

운동은 양질의 수면과도 연관성이 있습니다.

③낮에 잠이 오면 낮잠을 잔다

낮잠을 자면 뇌가 환기되어 일과 공부의 성과가 올라갑니다. 하지만 너무 많이 자지 않도록 주의해야 합니다. 밤에 잠들려고 누웠는데 정신이 멀쩡해서 잠이 안 올 수도 있습니다. 낮잠은 15분 정도가 좋습니다.

④식사나 음주는 잠들기 3시간 전에

음식물이 전부 소화되기 전에 잠들면 체온이 잘 내려가지 않아 얕은 잠을 자게 됩니다. 음식물이 소화되는 시간을 고려해 저

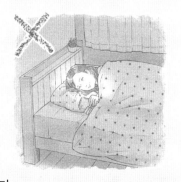

양질의 수면을 위한 6가지 조건

❶ 규칙적으로 생활한다
❷ 낮 동안 몸을 움직인다
❸ 낮에 잠이 오면 낮잠을 잔다
❹ 식사나 음주는 잠들기 3시간 전에
❺ 목욕은 잠들기 1시간 전에
❻ 자기 전에 텔레비전, 컴퓨터, 스마트폰을 보지 않는다

녁 식사는 취침 3시간 전에(자정에 잠드는 사람은 저녁 9시까지) 끝내도록 합니다.

술도 마찬가지입니다. 잠들기 전에 술을 마시면 잠이 잘 올 것 같지만 자꾸 눈이 떠져서 다시 잠들기 어려울 때가 있습니다. 술을 마신다면 소량으로 마시되 자리를 빨리 마무리합니다.

⑤목욕은 잠들기 1시간 전에

잠들기 1~2시간 정도 전에 목욕하면 심부 체온(장기 등 신체 내부의 체온)이 상승하고, 잠에 들 때는 체온이 서서히 떨어지면서 졸음을 유발합니다. 40도 정도의 목욕물에 몸을 담그면 정신적으로 편안한 상태가 됩니다.

⑥자기 전에 텔레비전, 컴퓨터, 스마트폰을 보지 않는다

잠들기 전에 영상을 보거나 게임을 하면 새벽까지 잠이 오지 않습니다. 또 **영상 화면에서 나오는 블루라이트가 수면 호르몬인 멜라토닌 분비를 억제합니다.** 결국 수면 장애가 생기고 자율신경 균형이 무너지는 악순환으로 이어집니다.

잠들기 전에 방의 조명을 어둡게 만들어 편안한 수면 환경을 조성해 보세요.

'일어나는 방법'으로도 자율신경을 관리한다

'잠드는 방법'은 중요하지만, '일어나는 방법' 역시 소홀히 여겨서는 안 됩니다. 왜냐하면 **자율신경이 부교감신경 우위에서 교감신경 우위로 바뀌는 아침 시간대에 심근경색으로 심장 발작을 일으킬 가능성이 크다**는 연구 보고가 있기 때문입니다. 잠자리에서 황급히 일어나 몸을 움직이면 발작을 일으킬 위험이 더욱 커집니다.

따라서 일찍 자고 일찍 일어나기를 유념하며 기상 후에는 여유롭게 행동해 보세요. 다음은 제가 권장하는 하루의 시작을 준비하는 행동입니다. 꼭 따라 해 보세요.

매일 실천할 수 있는 기상 후 권장 루틴

- 정해진 시간에 일어난다
- 기상 후에는 황급하게 행동하지 않는다
- 창문으로 들어오는 햇빛으로 몸을 깨운다
- 탈수 상태이므로 수분을 보충한다
- 따뜻한 물로 세수한다
- 차분해지면 천천히 아침을 먹고 화장실 볼일을 본다

알고 있어야 할
심장에 좋은 목욕 방법

목욕하면 몸이 청결해지고 편안해지며, 피로 회복에 효과도 있어 욕조는 우리의 힐링 공간이라고 볼 수도 있습니다. 이 책의 독자 중에도 목욕을 좋아하는 사람이 많을 겁니다.

다만 심장질환과 관련해 말하자면 이제 목욕을 마냥 즐길 수 없게 되었습니다.

경우에 따라 욕조는 위험한 곳이 되기 때문이죠. 목욕물에 몸을 담글 때 급격한 온도 변화가 심장에 부담을 주어 심근경색이나 뇌혈관 질환 등을 일으키고 돌연사로 이어질 위험이 커집니다(※자세한 내용은 153쪽).

2015년, 후생노동성은 다음의 조사 결과를 발표했습니다.

2015년도 교통사고 사망자 수가 417명이었고 목욕 중 사망자 수(익사 포함)는 1만 9,000명 이상이었다.

심장이 좋지 않은 사람은 건강한 사람과 같은 방법으로 목욕해서는 안 됩니다. **목이 잠길 정도로 몸을 담그기만 해도 수압이 걸린 심장의 부담은 커집니다.** 목욕할 때 작은 위험까지도 줄이려면 모든 방면에서 주의를 기울여야 합니다.

목욕물에 들어갈 때는 반신욕으로 짧게

심장이 약한 사람을 위한 목욕 방법과 주의점을 살펴보겠습니다.

심장질환에 불안을 느끼는 사람은 심장이 수압의 압박을 받지 않도록 가능하면 목욕물에 들어가지 않고 샤워에서 끝냅니다. 심부전이 있는 사람은 절대 목욕물에 들어가서는 안 됩니다.

만약 목욕물에 들어간다면 명치 부근까지만 '반신욕'을 하세요. 이렇게만 해도 심장이 받는 부담이 줄어듭니다.

물의 온도는 38~40도로 미지근한 정도가 딱 좋습니다. 욕조에 들어가기 전, 심장에서 먼 부위부터 물을 끼얹어야 하는 것도 잊어서는 안 됩니다. 협심증이 있는 사람은 욕조에 있는 시간을 2분 내로 끝내세요.

요즘은 전에 없을 정도로 사우나가 유행하고 있는데요, 뜨거운 사우나에서 나와 곧장 냉탕에 들어가는 행위(온탕과 냉탕을 왔다 갔다 하는 목욕)는 심장이 약한 사람에게 자살행위나 다름없습니다. 사우나 시설이 아무리 좋더라도, 친한 친구가 같이 가자고 해도 절대 가서는 안 됩니다.

겨울철 옷을 갈아입는 공간과 욕실을 따뜻하게 해 놓는다

목욕할 때 주의 사항이 한 가지 더 있습니다. 바로 히트 쇼크 (heat shock)입니다.

히트 쇼크란 기온 변화로 인해 혈압이 급격하게 요동치면서 심장질환이나 혈관 질환이 발생하는 것을 말합니다. 최악의 경우 뇌혈관 질환, 심근경색, 대동맥 박리 등이 발병해 그대로 사망으로 이어질 수도 있습니다. 아주 무서운 현상입니다.

목욕물에 들어갈 때 히트 쇼크의 발생 가능성이 커지는 시기는 추운 계절입니다. 난방이 켜진 방에서 옷을 갈아입는 추운 공간으로 이동할 때 혈압이 상승하고, 맨몸으로 욕실로 들어갈 때 혈압이 또 한 번 상승합니다. 그리고 목욕물에 들어가면 몸이 순식간에 따뜻해지면서 혈압이 급격히 떨어집니다. 바로 이때 히트 쇼크가 일어납니다.

고령자, 고혈압인 사람, 비만의 위험이 있는 사람은 특히 주의가 필요하므로 만반의 대책을 세워두세요.

반드시 지켜야 할 네 가지 사항은 ①옷 갈아입는 공간과 욕실 안을 따뜻하게 해 놓기, ②목욕물 온도를 40도 이하로 설정하기, ③욕조에 오래 있지 않기, ④욕조에서 천천히 나오기입니다.

히트 쇼크는 발생만 해도 생명에 지장을 줍니다. 히트 쇼크가 증가하는 겨울철에는 경계를 늦춰서는 안 됩니다.

겨울에는 목욕할 때 히트 쇼크를 조심해야 한다

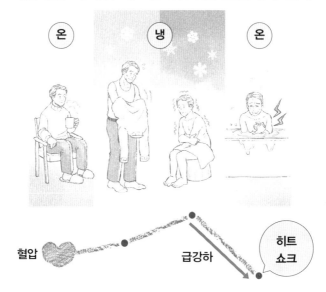

심장질환을 일으키는 성행위는 피하자

심장이 약해도 성행위를 할 수 있나요?

간혹 이런 질문을 받을 때가 있습니다. 성행위는 맥박과 혈압을 상승시키고 심장에 부담을 주기 때문이죠.

결론부터 말하자면 '가능'합니다. 성교 시의 운동량은 계단을

3층까지 올라가는 정도와 비슷합니다. 심장에 부담이 전혀 없는 것은 아니지만 크다고도 할 수 없습니다. 이런 의미에서 심각하게 걱정할 필요없다고 할 수 있습니다.

다만 뭐든 해도 좋다는 이야기는 아닙니다. 조건과 상황에 따라 금지하는 경우도 있기 때문입니다. 대표적인 예시 세 가지를 살펴보도록 하겠습니다.

①발기부전 치료제를 복용한 상태

발기부전 치료제는 혈관을 확장하고 심장을 튼튼하게 만드는 작용을 합니다. 성행위 중에 혈압이 급격하게 떨어질 가능성이 있으므로 주의해야 합니다.

②남성 상위 체위에서 (남성의 경우)

팔 굽혀 펴기를 하는 상태와 같으므로 심장에 부담이 갑니다. 심장에 무리가 없는 다른 체위를 시도해 보세요.

③특정 파트너가 아닌 상대와 할 때

비일상적인 행위이기 때문에 매우 흥분하게 되고 평소보다 심장이 받는 부담이 커집니다. 윤리적으로 옳고 그른가의 문제와는 별개로 심장에 바람직하지 않다는 것만큼은 알아두세요.

제4장

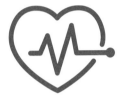

이런 사람은
주의가 필요합니다!
당신의 심장은
괜찮은가요?

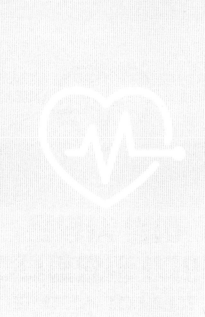

어느 날 갑자기 당신이
심장질환으로 쓰러진다면

지금까지 심장질환, 심부전 등 여러 병명이 등장했습니다. 이름이 비슷해서 헷갈릴 수도 있으니 다시 정리를 해 보죠.

우선 '심장질환'은 심장의 구조적, 기능적 이상으로 발생하는 병을 총칭합니다. 고혈압은 당뇨병과 마찬가지로 생활습관병의 한 종류입니다.

생활습관병은 평소 생활 습관이 원인이 돼 진행되며 점점 상태가 나빠집니다. 그리고 생활습관병의 종착지 중 하나가 심장질환입니다.

'심부전'은 심장의 펌프 기능이 저하되어 전신에 혈액을 제대로 공급하지 못해 발생합니다. 병명이 아니라 심장이 점점 약해지면서 나타나는 심장질환 중 하나이며 다리 부종이나 호흡 곤란, 피로감 같은 증상이 나타납니다. 심근경색 합병증이나 후유증, 부정맥, 고혈압, 당뇨병이 지속될 때 발병합니다.

⚡ '이상 없다'는 건강 검진 결과에 안심하지 말자

이 심부전(心不全)은 특히 고령자가 주의해야 할 심장질환 중 하나입니다.

연로해지면 체력이 저하되고 일상에서 생기는 제약을 나이 탓으로 돌리기 쉽습니다. 그런데 만약 심부전에서 비롯된 것이라면 심장 재활이 나설 차례입니다. 심장 재활을 꾸준히 하는 만큼 노

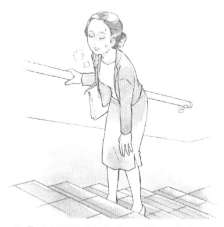

호흡 곤란은 심장이 보내는 적신호!

후의 삶은 편해집니다.

오랜 시간 심부전의 주요 원인은 심근경색으로 여겼지만, 의료의 발전과 함께 심근경색 자체가 상당수 예방되면서 심근경색으로 인한 심부전 환자 수는 대폭 감소하게 되었습니다.

반면, 심근경색 환자 수는 감소하는 상황에서 심부전 환자는 증가하고 있는 역전 현상이 우리나라뿐 아니라 전 세계에서 일어나고 있습니다.

예를 들면 '박출률보존심부전(HFpEF)'이라고 불리는 확장기 심부전(자세한 내용은 192쪽에서 설명)은 노화, 고혈압, 당뇨병, 비만 등이 원인이 되어 심근경색을 거치지 않고 심부전이 생기는 특징이 있습니다.

확장기 심부전은 초음파 검사 등으로는 진단이 어려워 '심장에 특별한 이상 없음'이라는 결과가 나오는 경우가 많습니다.

심장은 태어난 순간부터 한 번도 쉬지 않고 계속해서 움직이므로 나이가 들면서 전신에 혈액을 공급하는 펌프 기능이 저하되는 것은 피할 수 없습니다.

우선 이 사실을 받아들이고 심장의 노고를 위로하는 의미에서도 심장 재활에 적극적으로 임해 주세요.

심장질환이 사망 원인 2위가 된 또 다른 이유

"50대인 내게는 조금 먼 이야기다."

아직 나이가 젊어 상관없는 일이라고 생각할 수도 있지만, 심장질환 사망자 수가 꾸준히 증가하는 원인은 오직 초고령화 사회 때문만이 아닙니다.

1981년 이후 우리나라의 사망 원인 1위는 항상 '암'이었지만, 사실 '심장질환'도 1985년에 3위에서 2위로 한 단계 오른 뒤 1997년부터는 2위(95~96년에는 3위) 자리를 내어주지 않고 있습니다. 이 70년 동안의 추이는 254쪽의 자료 〈주요 사망 원인에 따른 사망률의 연도별 추이〉를 참고해 주세요.

이러한 사회 배경에는 서구화된 식생활과 자동차 보급이 있습니다.

편리한 세상에 살면서도 생활습관병으로 고생하는 사람이 늘어난 것처럼 다양한 환경 변화가 인체에 초래하는 영향은 큽니다.

또 암이나 심장질환이 치고 올라오면서 '뇌혈관 질환'은 3위로 내려왔지만, 뇌졸중 환자를 대상으로 운동 부하 실험을 해보니 약 18%에서 뇌뿐만 아니라 심장에도 이상이 관찰되었습니다.

이를 중복 장애라고 하며, 이 연구 결과가 나온 지는 어언 20년

이 되었습니다. **즉 사망 원인은 뇌졸중이지만 심장질환에 그 원인이 있었을 가능성을 부정하기 힘든 부분이 있습니다.**

미국에서 뇌졸중 환자의 사망 원인 1위는 심장사(心臟死)입니다. 심장질환이 합병한 뇌졸중 환자가 증가하는 추세이므로 심장질환이 국민병이 되었다는 것을 인지하고 생활 습관을 철저하게 개선해야 할 때입니다.

열심히 일하는 성실한 사람이 빠지기 쉬운 예상치 못한 함정

심장질환은 이제 사망 원인 2위가 된 '국민병'이자 언제, 어디서, 누가 갑자기 목숨을 잃어도 이상하지 않은 무서운 병입니다.

저는 심장 재활을 권장하며 지금까지 수많은 환자를 진찰했는데, 다행히 심장 재활을 받는 환자 중에 심부전으로 돌연사하는 경우는 한 번도 없었습니다. 왜냐하면 심장 재활을 시작하기에 앞서 모든 심장질환 환자에게 심폐 운동 부하를 시험한 뒤 안전하고 적절한 강도의 심장질환 운동 치료를 계획하고 실시했기 때문입니다.

한편 심장질환 환자들이 자주 말하는 "건강 검진에서는 아무 이상도 없었어요"처럼 **심근경색이나 협심증 같은 허혈성 심장**

질환에서는 가슴 통증이 발생하는 등의 전조 증상이 없고, 약 70%의 환자가 돌발적인 증상에 고통을 느낍니다.

사실 저는 동종업계에 있는 지인 두 명을 심부전으로 떠나보냈습니다.

한 명은 병원 사무장으로 일에 최선을 다하고 기운이 넘치는 사람이었습니다.

집에도 가지 않고 병원에 머무르면서 일에 몰두하는…… 요즘 같은 시대에는 곱지 않은 시선으로 볼 수도 있지만, 좋고 나쁘고의 문제가 아니라 천성이 성실한 사람이라 때로는 의사와 옥신각신하면서까지 더 좋은 병원을 꿈꾸던 외골수였습니다.

또 한 명은 병원장 후보로 이름이 오르내리던 순환기 내과 의사였습니다.

당시 저를 잘 챙겨 주었고 선배가 있는 병원으로 심장 치료를 배우러 여러 번 간 적이 있습니다.

그런데 선배도 참석하기로 한 학회가 있었는데, 모습이 보이지 않아 궁금해하던 중 묵고 있던 호텔에서 사망했다는 소식을 듣게 되었습니다. 40대라는 창창한 나이에 장래를 촉망받던 의사였기에 충격은 더 컸습니다.

이런 이야기를 하면 '명색이 의료계 종사자인데……'라고 생각할 수도 있지만, 저는 '의료계 종사자조차' 돌아올 수 없는 강을 건널 만큼 심장이 섬세한 장기라는 말을 하고 싶습니다.

가슴 통증 같은 전조 증상이라도 있었더라면 병원에서 일하는 사람이니까 어떻게든 동료들에게 알릴 방법이 있지 않았을까요?

이 둘은 책임감이 따르는 자리에 있으면서 승부욕이 강하며, 일 중독자라는 공통점이 있습니다.

꼭 의료계 종사자가 아니더라도, 일에 파묻혀 사는 직장인들 가운데 이 두 사람과 비슷한 성격에 비슷한 환경에 놓인 사람도 많겠지요.

"어쩌면 내 심장에 문제가 있을 수도 있어."

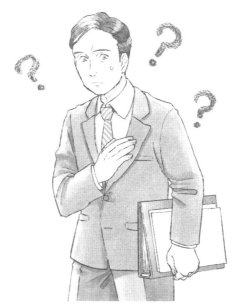

평소에 심장을 신경 쓰도록 하자

이런 자각이 있다는 것만으로도 의미가 있으며, 혹여 마음에 걸리는 것이 있다면 일상에서 주의를 기울이며 심장 재활을 통해 적극적으로 예방하길 바랍니다.

심장질환이 언제 발병해도 이상하지 않은 사람

심장질환이라고 해도 심부전이나 허혈성 심장질환(관상동맥 질환), 심장판막증, 심근증, 부정맥, 선천성 심장질환 등 종류가 다양하며, 심장질환에 관련된 혈관 질환으로는 대동맥 질환, 말초동맥 질환, 폐동맥 질환 등이 있습니다.

협심증이나 심근경색 등을 일으키는 심장질환으로 대표되는 허혈성 심장질환은 동맥경화나 경련으로 인해 관상동맥이 좁아지거나, 혈류가 나빠지거나 혈류 자체를 멈추게 합니다.

특히 동맥경화는 심장질환을 설명할 때 반드시 언급될 정도로 심각한 문제 현상입니다.

자세한 내용은 226쪽에서 설명하겠지만 우선 동맥경화를 악화시키는 위험인자를 살펴보죠.

위험인자가 많아질수록 돌연사를 일으킬 가능성이 커지며, 그 위험 정도는 배 단위로 커집니다. 즉 위험인자가 하나씩 추가

될 때마다 2배, 3배로 위험이 커집니다. 이를테면 위험인자가 하나일 때 돌연사 위험이 3배 커진다고 하면, 위험인자가 3개일 때는 3×3×3=27배까지 껑충 뛰어오릅니다.

연령과 가족력 외의 위험인자는 평소의 생활 습관으로 개선할 수 있습니다. 천천히 하나씩 해결해 나갈 수 있다면 역설적이지만 생존율을 높이는 길로도 이어집니다.

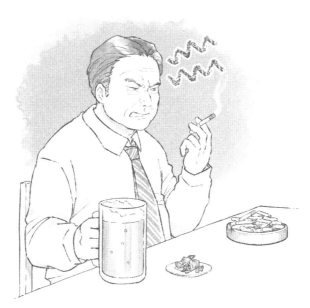

**위험인자가 하나씩 추가될 때마다
돌연사 위험이 껑충 뛴다**

위험인자를 체크해 보자

위험 요인		지표
고혈압	☐	수축기 혈압 : 140mmHg 이상
	☐	확장기 혈압 : 90mmHg 이상
운동 부족	☐	중강도(빨리 걷기 등 숨이 차기 직전까지의 강도) 운동을 주 150분 이상 하지 않는다
흡연	☐	현재 흡연 중이다
당뇨병 (고혈당)	☐	공복 혈당 : 110mg/dl 이상
	☐	헤모글로빈 A1c : 6.2% 이상
이상지질 혈증	☐	LDL 콜레스테롤(나쁜 콜레스테롤) : 140mg/dl 이상
	☐	트리글리세리드(중성지방) : 150mg/dl 이상
	☐	HDL 콜레스테롤(좋은 콜레스테롤) : 40mg/dl 미만
염분 섭취	☐	1일 섭취량 : 남성 8g, 여성 7g 이상
비만	☐	BMI : 25 이상
	☐	허리둘레 : 남성 85cm 이상, 여성 90cm 이상
음주	☐	1일 총 알코올 섭취량: 25g 이상
고요산혈증	☐	혈중 요산 수치 : 7.0mg/dl 이상
수면 시간	☐	1일 수면 시간 : 6시간 미만 혹은 9시간 이상
스트레스	☐	짜증, 두근거림, 식은땀이 나는 스트레스 증상이 자주 있다
연령	☐	남성 : 45세 이상, 여성 : 55세 이상
허혈성 심장 질환 가족력	☐	부모, 조부모, 형제·자매 중 심근경색이나 협심증이 있는 사람이 있다

심장에 통증이 있을 때…
당신은 어떻게 하나요?

가슴 통증이 느껴지면 어떻게 해야 할까요? 심장질환의 병력 여부로 대응책은 완전히 달라집니다.

살면서 심장질환을 겪어보지 않은 사람은 '병원에 가야 하는 정도인지' 스스로 판단하기 어려울 수 있습니다.

만약 통증이 극심해 참기 힘들 정도면 오히려 구급차를 부르거나 주변에 구급차를 불러 달라고 도움을 요청하기 때문에 신속한 대응이 가능합니다.

그런데 통증이 일시적이고 잠시 쉬었더니 괜찮아질 때는 병원에 가야 할지 망설여집니다. '조금 피곤해서 그래' '굳이 병원까지 갈 정도는 아니야' '걱정이 지나친가' '지금 밤이니까 해 뜰 때까지 기다렸다가 가야지' 이렇게 고민만 하다가 결국 가지 않는 경우가 많습니다.

모든 가슴 통증이 '심장질환의 신호'는 아닙니다. 조금 두고 봤는데, 더이상 신경 쓰이지 않을 정도의 통증이면 대개는 큰 문제가 아닙니다.

다만 통증이 반복되거나 멈추지 않거나, 일상에 지장을 줄 만큼 심하다면 심장질환 병력이 없어도 병원에 가길 바랍니다.

설령 통증이 심하지 않아도 계속 걱정된다면 진찰을 받는 편이 좋습니다. 뒤에서 설명하겠지만 '혹시 병에 걸렸나?' 하는 스트레스가 오히려 몸에 더 나쁩니다.

'가슴 통증'이라는 증상 하나로도 진단 대상이 됩니다. '고작 이 정도 증상으로 병원에 가도 될까?'라고 주저하지 마세요. 당당하게 진찰받으세요.

심장질환 병력이 있는 경우, 통증이 있으면 즉시 구급차를 부른다

심장질환 병력이 있는 사람이 가슴 통증을 느꼈을 경우, 이제는 시간 싸움입니다. 즉시 구급차를 부르거나 주변에 도움을 요청하세요.

특히 코로나 이후 '구급차가 부족하다' '의료 현장이 어렵게 돌아가고 있다'는 이야기를 자주 접해서인지 구급차 부르는 것을 망설이는 사람이 늘었습니다.

하지만 심장질환 병력이 있고 가슴 통증이 있으면 명백한 긴급 사태입니다. 망설이고 있을 시간이 없습니다. 1초라도 빨리 구급차를 부르세요.

구급차를 부르지 않아 결국 세상을 떠나게 된 사람이 제 숙부입니다.

원래 고혈압이 있던 숙부는 새벽 3시경에 극심한 가슴 통증을 느끼고 가족에게도 알렸지만, 참을 수 없을 정도는 아니라며 날이 밝으면 병원에 가겠다고 다시 잠자리에 드셨다고 합니다.

그러나 해가 밝았을 때 이미 숙부는 숨을 거둔 뒤였습니다. 결과적으로 숙부가 느낀 극심한 가슴 통증은 심근경색의 신호가 맞았던 것입니다.

심장질환이 있는 사람이 가슴 통증을 느낀 경우, 심장에 이미 이상이 생겼을 수 있습니다. 일시적으로 잠잠해져도 다시 통증이 극심해지면 그때는 치명타가 될 가능성도 있습니다.

가슴 통증이 느껴지면 즉시 구급차를 부르세요.

가슴 통증이 느껴지면

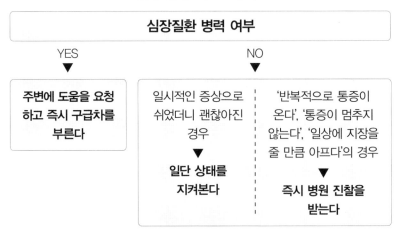

심장질환 병력 여부

YES   NO

주변에 도움을 요청하고 즉시 구급차를 부른다

일시적인 증상으로 쉬었더니 괜찮아진 경우
▼
일단 상태를 지켜본다

'반복적으로 통증이 온다', '통증이 멈추지 않는다', '일상에 지장을 줄 만큼 아프다'의 경우
▼
즉시 병원 진찰을 받는다

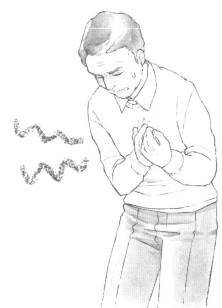

'가슴 통증'이 계속되면 한시라도 빨리 병원에 간다

고혈압이나 당뇨병인 사람은 요주의! 뜨끔한 분은 바로 심장 재활 치료를 시작해야 한다

여러분은 일상에서 고혈압과 당뇨병의 증상에 대해 자주 듣지 않나요?

다만 고혈압과 당뇨병이 좋지 않다는 건 알아도 '왜 나쁜지'를 정확하게 이해하는 사람은 많지 않다고 생각합니다.

심장질환의 대표 격인 심부전이 그 예입니다. 심부전은 심장의 가장 중요한 역할인 전신에 혈액을 공급하는 펌프 기능이 저하되는 것을 말하며, 진행도에 따라 다음 4단계로 분류됩니다.

이처럼 고혈압과 당뇨병은 심부전 A단계에 해당하며 훗날 심부전으로 진행될 예비군으로 정의됩니다.

심부전 진행도

A단계

심장질환 위험인자(고혈압, 당뇨병, 이상지질혈증 등)가 있다

B단계

어떠한 심장병(심근경색, 심근증, 부정맥 등)이 있다

C단계

심부전 증상(호흡 곤란이나 다리 부종 등)이 나타난다

D단계

치료가 어렵다

고혈압은 심장에 불필요한 부담을 준다

혈압은 측정 장소에 따라 기준치가 다릅니다. 일반적인 지표로 쓰이는 '수축기 혈압 140mmHg 이상' '이완기 혈압 90mmHg 이상'은 의료기관 등 진찰실에서의 기준입니다. 병원에서는 평소보다 더 긴장하기 때문에 기준치가 조금 높게 설정되어 있습니다.

편안한 상태에서 측정할 수 있는 집에서는 '수축기 혈압 135mmHg 이상' '이완기 혈압 85mmHg 이상'이 고혈압의 기준입니다.

혈압은 심장이 전신에 혈액을 공급하는 힘을 말합니다.

힘이 강하면 얼핏 좋다는 생각이 들지만, **전신에 혈액을 순환시키려면 정상인보다 더 많은 압력을 가해야 해서 심장에 불필요한 부담을 준다**는 사실을 알게 되면 이제 문제점이 보이기 시작

합니다.

심장도 근육으로 이루어져 있으므로 일의 강도가 세질수록 유연성이 떨어져 좌심실의 확장 기능 장애를 일으킬 만큼 딱딱해집니다.

고혈압은 심장질환을 일으키는 가장 큰 위험인자이며, 연간 약 10만 명이 고혈압으로 사망한다는 현실을 아셔야 합니다. 고혈압의 원인이 되는 비만이나 염분 과다 섭취를 경계하면서 다이어트 또는 저염식을 먹도록 노력해 보세요.

당뇨병으로 인한 합병증은 자각 증상 없이 진행된다

사람은 살아가는 동안 식사를 하지 않을 수 없습니다.

밥, 빵, 과일 같은 탄수화물이 많은 음식은 에너지원이 되기 쉬우며, 소화와 흡수 과정을 거쳐 혈액 속에서 포도당(혈당)으로 변환됩니다.

사람은 누구나 식사가 끝나면 혈당치가 상승하며 건강한 사람은 인슐린 분비 후 2시간 정도 지나면 혈당치가 정상으로 돌아갑니다.

하지만 당뇨병인 사람은 인슐린이 늦게 분비되거나, 분비량이

당뇨병에 걸리면 포도당 조절을 못한다

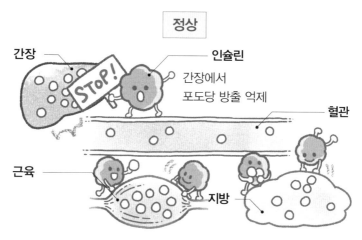

포도당이 근육과 지방으로 흡수된다

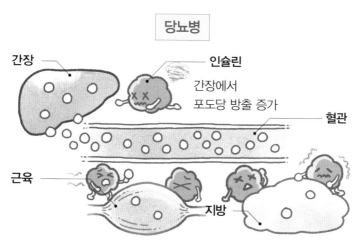

포도당이 근육과 지방으로 흡수되지 않는다

줄거나, 인슐린 기능이 저하되어 혈당치가 잘 내려가지 않습니다.

원인에는 유전적 요인도 있지만, **대부분은 과식, 과음, 운동 부족, 흡연 등 생활 습관이 영향을 줍니다.**

최근 식후 혈당치가 급격하게 상승하거나, 급격하게 떨어지는 사람이 많아졌습니다. 혈당치가 급격하게 떨어지는 현상을 '식후 고혈당(혈당 스파이크)'이라고 하는데 인슐린이 분비되는 췌장에 큰 부담을 주어 당뇨병을 유발하게 됩니다.

당뇨병이 무서운 이유는 자각도 없이 합병증이 진행되기 때문입니다.

당뇨병의 3대 합병증인 '망막병증' '신장병증' '신경병증'은 가느다란 혈관을 손상시키고, '심근경색' '뇌경색' 같이 생명을 위협하는 질환은 굵은 혈관을 손상시키기 때문입니다.

혈당을 조절해서 합병증을 예방하고 당뇨병이 더 진행되지 않게 하는 노력이 결과적으로는 모든 심장질환을 예방하는 길로도 이어집니다.

당신은 괜찮은가요?
비만도 저체중도 심각한 문제다

제2차 세계대전 이후 우리나라의 식생활에는 많은 변화가 생겼습니다.

그리고 생활 환경이 안정되면서 증가한 질병이 비만입니다.

특히 남성은 제2차 세계대전 이후부터 비만 지수(BMI)가 계속해서 높아지고 있고, 그중에서도 40대와 50대는 약 40%가 비만으로 분류될 정도입니다.

비만은 만병의 근원이자 대사증후군(metabolic syndrome) 중에서도 이상지질혈증이나 고혈압, 고혈당의 위험인자인 동시에 심장질환의 위험인자이기도 합니다.

참고로 대사증후군이란 내장지방형 비만이면서 위험인자가 2개 이상이 중복된 상태를 말합니다. **각 위험인자의 증세가 가벼**

운 수준이라고 해도, 내장지방형 비만일 경우에는 허혈성 심장 질환(협심증이나 심근경색)이나 뇌졸중 발병 위험을 비약적으로 높인다고 밝혀졌습니다.

다시 한번 '비만의 정의'를 설명하면, 인간의 몸을 구성하는 수분, 단백질, 지방, 미네랄, 당질 중 지방의 비율이 지나치게 높은 상태를 가리킵니다.

세계적인 기준으로는 BMI 30 이상을 비만으로 보지만, 한국과 일본을 포함한 동아시아와 남아시아에서는 BMI 25 이상을 비만으로 분류합니다.

이 차이점은 아시아권 사람들이 식사에서 섭취하는 에너지가 피하지방이 아닌 내장지방에 잘 쌓이는 경향에서 비롯됩니다.

비만의 종류에는 피하지방이 많은 '피하지방형 비만'과 내장지방이 많은 '내장지방형 비만'이 있습니다. 수많은 연구를 통해 내장지방형 비만이 질병에 더 취약하며 신체에 미치는 부정적인 영향도 크다는 사실이 밝혀졌습니다.

그래서 비만의 기준도 우리나라 사람의 성질까지 꼼꼼하게 고려해 설정되어 있습니다.

비만은 노화나 흡연, 이상지질혈증, 고혈압, 당뇨병 등과 별개로 허혈성 심장질환의 위험인자가 된다는 것을 이해하고 비만을 개선하기 위한 노력을 해야 합니다.

비만도와 대사증후군 여부를
확인해 보자

BMI 계산법

$$BMI = \frac{\text{체중(kg)}}{\text{신장(m)} \times \text{신장(m)}}$$

BMI	
저체중(마름)	18.5 미만
보통 체중	18.5 이상 25.0 미만
비만 (1도)	25.0 이상 30.0 미만
비만 (2도)	30.0 이상 35.0 미만
비만 (3도)	35.0 이상 40.0 미만
비만 (4도)	40.0 이상

대사증후군

❶내장지방형 비만	허리둘레 남성 85cm 이상, 여성 90cm 이상

+

❷이상지질혈증	중성지방 150mg/dl 이상 또는 HDL 콜레스테롤 40mg/dl 미만
❸고혈압	수축기 혈압 130mmHg 이상 또는 이완기 혈압 85mmHg 이상
❹고혈당	공복혈당 110mg/dl 이상

❶+❷~❹ 중 두 가지 이상 해당하면 대사증후군

장기 입원 후의 심장 재활은 효과가 높다

미리 말해 두지만, 결코 비만을 권장하는 것이 아닙니다.

그런데 **허혈성 심장질환의 2차 예방 환자를 대상으로 메타 분석을 한 결과, 비만이 아닌 환자보다 비만 환자의 예후가 좋다는 사실이 밝혀졌습니다.**

이 결과에는 상당히 교묘한 부분이 있고 어디까지나 중증 심장질환 환자의 재발 방지에 한정된 이야기이므로 비만이 좋다고 착각해서는 안 됩니다.

이를테면 입원 생활이 오래되면 근육이 점점 줄고 체중도 많이 빠지기 때문에 일부러라도 적극적으로 살을 찌워야 합니다.

이는 비단 심장질환뿐 아니라 요단백이 있는 만성 신장질환이나 만성 폐쇄성 폐질환(COPD) 환자들도 '체중이 빠지면 수명이 줄어든다'는 말을 듣습니다.

특히 고령자는 식욕이 떨어지면 근감소증(전신의 근육과 신체 기능이 저하된 상태)이나 노쇠(심신의 활력 저하)를 일으킬 우려가 있으므로 식사나 운동을 통한 심장 재활 습관을 의식해야 합니다.

살이 너무 많이 쪄도 문제지만 살이 너무 빠져도 큰 문제입니다.

질병에 대항하는 면역력 저하, 심장질환 재발률이나 심부전으로 인한 사망률 증가 측면에서도 심장질환 환자의 저체중은 의사로서 간과할 수 없습니다.

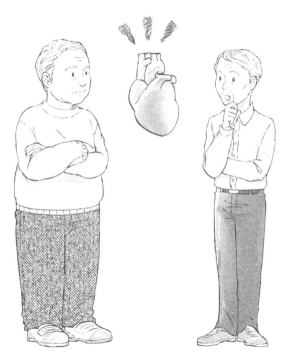

심장질환 환자는 과체중은
물론 저체중도 주의해야 한다

성격에 따라 경향이 다르다
심장병에 걸리기 쉬운 타입의 사람이란?

심장질환 치료법을 확립하는 것을 넘어 질환 자체를 근본적으로 해결하기 위해 오래전부터 심장질환 환자의 성격과 행동 패턴이 연구되고 있습니다.

주요 유형은 다음과 같습니다.

A 유형 …… 성실하고 상승 욕구와 책임감이 강하며 자신을
　　　　　 몰아세우는 성격

B 유형 …… 온화하고 차분한 성격

C 유형 …… 꼼꼼하고 성실한 성격

D 유형 …… 인간관계에 불안이 높은 과묵한 성격

우선은 이런 유형들이 있다는 것을 알아 두세요. 각각 경향과

당신은 몇 개 해당하나요?

☐	별것 아닌 일에도 허둥지둥한다
☐	인간관계에서 소극적인 경향이 있다
☐	불행하다고 자주 느낀다
☐	모든 일을 비관적으로 바라본다
☐	화를 잘 낸다
☐	기분이 자주 나쁘다
☐	감정 표현에 서툴다
☐	자주 울적해진다
☐	항상 걱정거리가 있다
☐	최대한 사람과 거리를 두고 싶어 한다
☐	상황에 맞는 대화 주제가 떠오르지 않는다

출전 : The Japanese Journal of Health Psychology 2015, Vol. 27, Special issue, 177-184

체크한 개수가 3개 이상이면 당신은 D 유형입니다. 개인차는 있지만, 심장질환 발병 위험이 크니 주의하면 좋습니다.

특징이 다릅니다.

자, 그렇다면 어떤 사람이 심장질환에 취약할까요?

처음에 떠오른 이미지를 기억해 두세요. 아마 이런 성격이 그렇지 않을까? 하고 마음속에서 생각하는 답이 있을 겁니다. 어쩌면 당신이 그 유형과 가까울 수도 있겠죠.

예전에는 성실하고 상승 욕구와 책임감이 강하며 자신을 몰아세우는 성격(A 유형)을 가진 사람이 허혈성 심장질환 발병률이 높다고 여겨졌습니다.

특히 이 A 유형의 마음속 분노나 공격성, 적대심이 심장질환 발병과 가장 관련이 깊다고 말이죠.

하지만 우리나라 사람에 한해서는 A 유형이 심장질환의 위험인자가 아니라고 보고 있습니다. **최근 연구 결과에서는 자신의 부정적인 감정을 강렬하게 인지하고 인간관계에서 불안이 높은 과묵한 유형(D 유형)이 심장사와 심근경색 재발의 예측 인자로써 주목받고 있습니다.** 또 동조 압력(Peer pressure)이 강하다는 우리나라 사람의 억압형 대처 행동도 심장질환과 관련 있다고 보는 견해가 있습니다.

이밖에도 '배우자 이외에 신뢰할 수 있는 친구가 없는 심장질환 환자는 그렇지 않은 환자보다 5년간 사망률이 3배 높다'라고 보고된 바 있습니다. 즉 사회적 지원도 심장질환 예후 관련 인자 중 하나임을 시사하고 있습니다.

참고로 B 유형은 온화하고 차분한 사람, C 유형은 꼼꼼하고 성실한 사람입니다. 개인차는 있지만, B 유형의 성격이 스트레스가 적다고 합니다.

모든 수단을 동원해 스트레스를
쌓아두지 않는 방법을 찾는다

오늘날 경제 성장과 과학기술의 발달로 과거와는 비교도 되지 않을 만큼 편리하고 쾌적하게 살 수 있는 환경이 되었습니다.

한편 현대 사회를 '스트레스 사회'라고 부르는 것처럼 누구나 스트레스를 안고 매일을 살아가고 있습니다.

스트레스는 심장질환 발병과 밀접한 관련이 있습니다. 이를테면 2011년에 동일본 대지진이 일어난 직후, 심부전과 허혈성 심장질환의 환자 수가 유의미하게 증가했습니다.

특히 만성기 심부전의 증상이 나타나는 비율이 높았고, 재해지에서의 PTSD(심적 외상후 스트레스 장애)를 감안한다고 해도, 신체적 또는 정신적 스트레스로 인한 교감신경 과잉 활성화가 심부전 증상과 깊이 관련돼 있다고 볼 수 있습니다.

최근 수많은 연구를 통해 일이나 가정, 인간관계 등 심리 사회적 요인으로 인한 스트레스도 위험인자라고 밝혀졌습니다.

스트레스가 심장질환과 연관 있다는 이유 중 하나로 부신에서 생성되는 호르몬 분비량 증가가 있습니다.

그중에서도 카테콜아민(catecholamine)이라는 부신수질 호르몬이 과잉 분비되면 심박수나 혈압이 오르고, 심근의 수축력이 강해지며, 때로는 관상동맥 경련성 협심증을 일으키기도 합니다.
자각 증상으로는 과도한 발한, 두근거림, 두통 등이 있고, 이밖에도 정신적 흥분으로 공황 상태에 빠지는 듯한 느낌을 자주 받는 경향도 관찰됩니다.

또 스트레스로 인해 혈중 콜레스테롤이나 혈소판 수가 상승하면 동맥경화나 부정맥을 일으킬 가능성이 커지므로 여러 이유에서 스트레스는 심장질환 발병 또는 재발의 방아쇠가 된다고 해도 과언이 아닙니다.

온 힘을 다해 즐기면 심장질환이 예방된다

앞선 체크리스트에서도 보았듯이 우리나라 사람에 한해서는

D 유형의 성격을 가진 사람이 심장질환에 취약하다고 보고 있습니다.

'모든 일에 대체로 무심하다'
'미래가 불안하고 절망적인 기분이 든다'
'목표가 없고, 살아갈 기력이 없다'

이러한 부정적인 감정이 자주 올라오는 사람은 스트레스를 쌓아두는 경향이 있고, 심장질환 예후와의 연관성을 보아도 사망률이 높습니다.

성격이나 감정에서 비롯된 스트레스는 타인의 지적을 받아 바로 풀리지는 않지만, 그렇다고 해서 방치하는 것도 좋지 않습니다. **스트레스로 생활 리듬이 깨지면 흡연, 음주량 증가, 과식이나 수면 과부족 등을 일으키며 이 모든 게 심장질환 위험인자가 됩니다.**

잘못된 생활 리듬은 새로운 스트레스를 낳고 이 스트레스가 또 한 번 위험인자를 증폭시킵니다. 이러한 악순환은 정말로 골치가 아픕니다.

하지만 해결의 실마리는 아주 가까이 있습니다. 우선 무엇이든 좋으니 즐거워지는 일을 찾아보세요. 그리고 온 힘을 다해 즐기세요.

스트레스가 '쌓인다'라는 표현처럼 조금씩 해소하지 않으면, 아차 하는 순간에 돌이킬 수 없는 상태가 되어 무너지고 맙니다.

또 고령자는 은퇴 후 혼자만의 시간이 늘거나, 배우자 또는 친구가 세상을 떠나면서 사회적으로 고립되는 경우도 많습니다. 이 **사회적 고립 역시 심장질환의 위험인자가 될 가능성이 크다고 봅니다.**

새로운 일을 시작하거나, 지역에서 운영하는 취미 동아리에 들어가거나, 젊은 사람들과 적극적으로 대화를 나누는 등 이러한 소소한 활동으로도 심장질환을 예방할 수 있다는 것을 알아 두세요.

몇 년 전, 알고 지내던 할머니의 인생 이야기를 들은 적이 있습니다.

일찍이 남편을 떠나보낸 할머니는 환갑이 넘은 나이에 무용을 시작해 일흔이 지나서는 사교댄스에도 도전했습니다. 게다가 배우자를 먼저 떠나보낸 동년배 남성과 연인 사이가 되어 노래방을 즐기고, 매일 적당량의 술을 마시며 지내다 106세의 나이에 인생의 대단원을 마쳤다고 합니다.

사인은 노쇠였습니다. 심장에 문제가 있었던 적은 없었습니다. 치매도 없었다고 합니다.

할머니는 아마 '스트레스를 쌓아 두지 않는 고수'이지 않았을까요? 그러니 심장질환과 연을 만들지 않고 장수할 수 있었다고 생각합니다.

스트레스가
일으키는 악순환

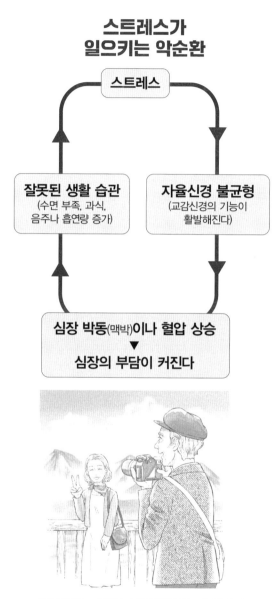

스트레스

잘못된 생활 습관
(수면 부족, 과식,
음주나 흡연량 증가)

자율신경 불균형
(교감신경의 기능이
활발해진다)

심장 박동(맥박)이나 혈압 상승
▼
심장의 부담이 커진다

'좋아하는 일'이 심장질환을 예방한다

심부전은 누구에게나 일어난다, 이것을 명심하자

태어난 순간부터 한순간도 쉬지 않고 온몸 구석구석에 혈액을 보내는 펌프 역할을 하는 것이 바로 심장입니다.

무엇보다 임신 5~6주 차 무렵에는 아기의 심장 소리를 들을 수 있습니다.

이 심장의 펌프 기능이 어떠한 요인으로 인해 약해져 전신에 충분한 혈액을 공급하지 못하는 상태를 '심부전'이라고 합니다.

참고로 순환기학회에서는 '심부전이란 심장이 나빠 호흡 곤란이나 부종이 생기고 점점 상태가 나빠져 생명이 단축되는 질환'으로 정의합니다.

계단이나 언덕길을 조금만 올라도 숨이 차거나, 원래라면 아무렇지도 않게 하던 일인데 힘에 부치거나, 기침 또는 숨통이 막혀서 잠을 못 자는 특징이 있습니다.

일반적으로 심부전은 계속해서 진행되는 병이며 한 번 악화하기 시작하면 낫지 않습니다.

그 원인으로는 고혈압, 심장판막증, 심근경색, 심근증, 부정맥 등이 있으며, 이들이 더 나빠지면 심부전으로 진행됩니다. 즉 이 심장질환을 치료해서 심부전을 없애든지, 아니면 심장의 부담을 덜어내지 않는 한 심부전은 계속해서 악화합니다.

게다가 호흡 곤란, 다리 부종, 두근거림 등 자각 증상과 함께 다음의 징후가 있다면 심부전이 심해지고 있다는 신호입니다. 서둘러 병원에서 진찰받으셔야 합니다.

최근 증가한 새로운 유형의 심부전은?

병에 걸리지 않았어도 나이가 들면서 심장의 움직임은 약해집니다.

심장의 노화 정도는 일반적으로 초음파 검사로 확인합니다. 심장의 펌프 기능이 약해져 있으면 심장의 움직임도 작고 둔해집니다.

심근경색이란 심근이 괴사해서 심장 일부가 전혀 움직이지 않는 상태라서 초음파 검사를 하면 한눈에 알 수 있습니다.

지금까지 심부전을 일으키는 가장 큰 원인은 심근경색이었습니다.

하지만 최근에는 의료 기술이 발전하고 심근경색 자체를 예방할 수 있게 되면서 심근경색에서 심부전으로 진행되는 환자가 대폭 감소했습니다.

반면 고혈압, 당뇨병, 노화로 인한 심부전은 증가하는 추세입니다. 심장의 움직임이 나쁘기는커녕 아주 건강한 상태인데도 심부전 증상이 나타나는 사람이 늘었습니다.

심장의 펌프 기능에는 크게 두 가지 역할이 있습니다.

하나는 전신으로 혈액을 공급하는 수축 기능.

둘은 전신에서 돌아온 혈액을 모으는 확장 기능.

종래의 심부전은 '박출률보존심부전(HFrEF)'이라고 불리는 수축기 부전이 문제시되었지만, **현재는 고령자 중심의 심부전 환자 중 절반이 확장기 심부전에 기인한 '박출률보존심부전(HFpEF)'을 진단받습니다.**

놓치면 안 되는 심부전이 악화하는 신호

❶ 체중이 일주일 만에 2kg 이상(3일 만에 1kg 이상) 늘었다

❷ 안정된 상태에서 측정한 수축기 혈관이 20mmHg 이상 상승 또는 하강했다

❸ 안정된 상태에서 측정한 심박수가 평소보다 10박/분 이상 상승했다

심부전을 놓치지 않기 위해
알고 있어야 할 2가지 증상

HFrEF (수축기 심부전)

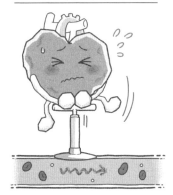

혈액을 내보내는 힘이 약하다

HFpEF (확장기 심부전)

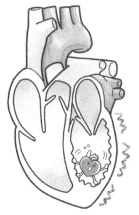

심장이 딱딱해져 늘어나지 않는다

'박출률감소심부전(HFpEF)'는 심장이 뻣뻣해지고 잘 펴지지 않아 많은 혈액을 심장으로 모으는 것을 할 수 없습니다. 따라서 심장이 제대로 뛰고 있음에도 불구하고 원래 몸안으로 내보내기 위한 혈액이 충분하지 않은 상태가 되어 버리는 것입니다.

요즘은 심장이 건강해도 심부전이 생길 수 있다고 많이 알려졌습니다.

'고혈압이나 당뇨병이 위험인자'를 심부전 A 단계로 간주하는 배경에는 지금까지의 심부전과는 다른 '박출률보존심부전(HFpEF)'의 정의가 확립되었기 때문입니다.

생활습관병이 있는 사람이나 고령자는 소위 가슴 통증 같은 증상이 없더라도 '박출률보존심부전(HFpEF)'에 이미 침범당했을 수도 있습니다.

이렇게 되지 않기 위해서라도 건강할 때 심장 재활을 시작하는 것이 중요합니다.

제5장

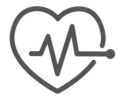

100세까지 건강한
심장을 지키기 위해
알아야 하는 것

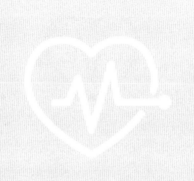

Q

심장은 어떤 일을 할까?

A 지금까지는 심장질환에 무게를 두고 '심장의 중요성'을 여러 번 설명했습니다. 제5장에서는 다시 한번 심장의 역할 위주로 심장에 대한 기초 지식을 소개합니다.

우선 심장의 무게는 200~300g이고, 크기는 주먹만 하며 가슴의 중심에서 조금 왼쪽에 있습니다.

"심장은 왜 왼쪽에 있나요?"

심장의 위치에 관한 원리는 명확하게 알려진 바는 없지만 약 5,000명 중 1명꼴로 심장이 오른쪽에 있는 '우심증'인 사람도 있습니다. 우심증은 다른 복부 내장도 위치가 반대인 경우가 많은데, 모든 내부 장기는 거울에 비친 것처럼 좌우가 반대지만 기능적으로는 문제없습니다.

평생 약 20억 회
뛴다!

심장은 '심근'이라는 근육이며, **심근이 수축할 때 심장 내강**(심장 내부 공간)**이 작아지고, 이완할 때 심장 내강이 커지는 펌프질을 통해 심장에 모인 혈액을 전신에 보낼 수 있습니다.**

이런 심장의 박동은 분당 약 60~80회입니다. 하루에 약 10만 회, 계산해 보면 평생 심박수는 약 20억 회입니다. 쉬지 않고 계속해서 일하는 심장에 머리가 절로 숙여집니다.

심장에는 4개의 방이 있습니다. 우측 위를 우심방, 우측 아래를 우심실, 좌측 위를 좌심방, 좌측 아래를 좌심실이라고 합니다. 쉽게 설명하면, 심방(心房)은 심장으로 들어온 혈액을 받아들이는 장소, 심실(心室)은 심장에서 혈액을 내보내는 장소입니다.

혈액을 모든 장기와 세포에 공급하는 데는 크게 2가지 이유가 있습니다. 첫째는 영양분과 산소를 전달하고, 둘째는 이산화탄소와 노폐물을 수거하기 위해서입니다.

혈액은 '폐→좌심방→좌심실→전신→우심방→우심실→폐→좌심방……' 순으로 순환되며 폐에서 산소와 이산화탄소가 교환됩니다.

참고로 좌심실과 우심실의 출입구에는 각각 승모판막, 대동맥판막, 삼첨판막, 폐동맥판막이 있는데, 이 판막 덕분에 혈액이 한

심장 구조

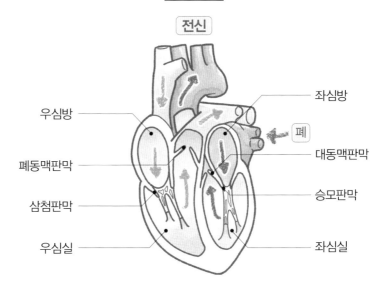

전신

우심방
좌심방
폐동맥판막
대동맥판막
삼첨판막
승모판막
우심실
좌심실
폐

관상동맥 구조

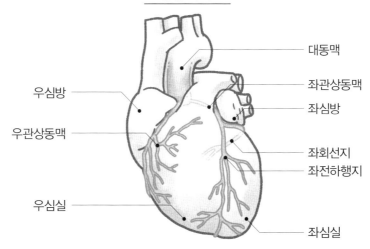

우심방
대동맥
좌관상동맥
우관상동맥
좌심방
좌회선지
좌전하행지
우심실
좌심실

방향으로 일정하게 흘러가고 역류하지 않습니다.

심근이 혈액을 내보내는 펌프 역할을 잘하기 위해서는 충분한 영양분과 산소가 필요합니다. 이 영양분과 산소가 들어있는 혈액을 심장에 공급하는 혈관이 좌회선지와 좌전하행지로 갈라지는 좌관상동맥과 우관상동맥입니다. 이 두 관상동맥은 심장의 주요 파이프라인입니다.

즉 심장 재활의 목적은 이러한 기능을 정상으로 되돌리는 데 있습니다.

Q

심장은 왜 나의 의지와
상관없이 움직일까?

A 심장은 심근이라는 근육이며, 수축과 이완을 반복하면서
펌프와 같은 역할을 한다고 앞서 설명했습니다.

그렇다면 심근은 누구의 명령을 받고 움직일까요?

사실 우심방의 위쪽 벽에는 '동방결절'이라는 5~10㎜ 정도 되
는 심근세포 그룹이 심장 안에서 사령탑 역할을 맡고 있습니다.

독립된 전기 시스템이
심장을 통제한다

동방결절은 '자율박동세포(pacemaker cell)'라고도 불리며,

전기 신호를 이용해 심근세포에 '움직여!'라고 명령을 내립니다.

그러면 전기 신호는 우심방과 좌심방의 근육을 자극해 수축시 킵니다.

그리고 우심방 아래쪽 벽에 있는 '방실결절'을 거쳐 '히스다발' '우각 또는 좌각' '푸르키네 섬유(Purkinje's fiber)'라고 불리는 전 선을 타고 심실에 도착해 심실 근육을 수축시킵니다.

자극 전도계

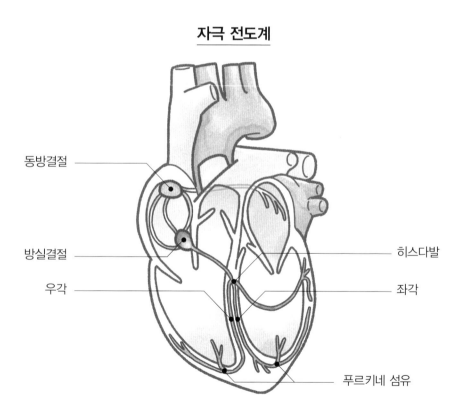

이 심장의 전기계통을 '자극 전도계'라고 하며, 이러한 구조는 심장이 규칙적으로 자동 박동하게 만듭니다.

참고로 심장의 전기 신호를 파형으로 기록해 심장의 상태를 파악하는 검사를 '심전도'라고 합니다. 건강 검진에서 한 번 정도는 검사해 본 경험이 있지 않나요?

심장의 펌프 기능이 맡은 역할을 해내기 위해서는 전기 신호를 받은 심방과 심실이 순서에 맞게 수축하는 것이 굉장히 중요합니다. 뇌가 전기 신호를 이용해 신체를 움직이는 것과 마찬가지로, 심장 역시 독립된 전기 시스템이 있기에 우리의 의지와는 무관하게 움직일 수 있는 것입니다.

Q

긴장해서 두근거리면
심장에 해로울까?

A 심장 박동을 표현하는 말에 '두근두근'이라는 의성어가
있습니다.

회사에서 프레젠테이션할 때.

무서운 영화를 볼 때.

어른에게든 아이에게든, 크든 작든 심장이 두근거리는 일은 일
상다반사입니다.

심장은 긴장이나 불안, 스트레스를 느끼면 교감신경이 활성화
되어 근육 긴장과 함께 심장 박동이나 혈압은 상승하고 호흡도 얕
아집니다.

반대로 부교감신경이 우위에 있으면 근육이 이완되고 심장 박
동이나 혈압도 떨어져 심신이 편안한 상태로 바뀝니다.

심장 박동은 교감신경과 부교감신경으로 이루어진 자율신경이 통제합니다. 긴장이나 불안 또는 스트레스 증상 그리고 심장질환 발병 원리의 공통점이 자율신경에 있으며 모두 자율신경 불균형으로 인해 유발됩니다.

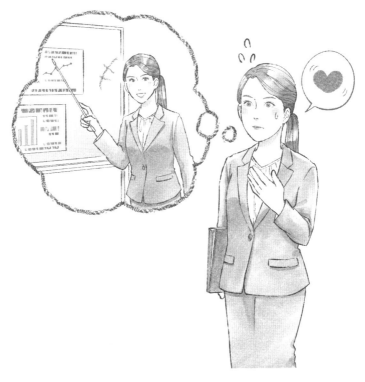

두근두근은 자율신경 때문이다?

교감신경 활성화를
막는 시도를!

격렬한 운동을 하고 나면 심장 소리에 귀를 기울이지 않아도 심장이 쿵쾅쿵쾅 뛰는 것을 확실히 알 수 있습니다.

이는 자율신경 중에서 액셀 역할을 하는 교감신경이 활성화되었기 때문이며 비유하자면 전투태세에 돌입한 상태입니다.

현대 사회에서 생명을 위협받는 상황은 적어졌지만, 야생동물 또는 수렵시대에 살던 인간은 긴장감이 필요한 상황에서 이 교감신경을 요긴하게 사용했습니다.

늘 긴장한 상태로 있으면 그렇지 않아도 심장에 부담이 가는데, 스트레스와 불규칙한 생활로 자율신경 균형이 무너지고 운동량까지 부족한 현대인의 교감신경은 작은 일로도 쉽게 과잉 반응합니다.

자율신경 불균형을 바로잡기 위한 효과적인 방법은 적당한 운동입니다.

심장 재활 프로그램은 운동 강도 측면에서도 유용합니다. 활동량이 적은 사람은 교감신경이 활성화되고, 활동량이 많은 사람은 부교감신경의 회복 기능을 자극하는 효과를 기대할 수 있습니다.

두근거림 자체는 문제가 아니지만 자주 그러면……

긴장, 불안, 스트레스는 인간이 가진 자연스러운 감정입니다.

결론부터 말하면 두근거리는 상황에서 두근거리는 증상은 심장에 전혀 문제가 되지 않습니다.

이 두근거림을 '동계(動悸, palpitation)'라고 하며 평소보다 심장 박동이 강하게 느껴지거나 빨리 뛰는 증상을 말합니다.

하지만 일상생활에서 심장이 두근거리는 경우가 빈번하다면 주의가 필요합니다.

두근거릴 이유가 없는데 난데없이 두근거리는 상황 말입니다.

이때는 심장질환은 물론 폐 또는 정신건강에 문제가 생겼을 가능성이 있으니 병원에서 진찰을 받아보길 바랍니다.

Q

심장질환 발병률에
남녀 차이가 있을까?

〜〜

A 현대 의료에서 '성차(性差)의학'이 화두로 떠오르고 있습니다.

지금까지는 성별을 고려하지 않고 똑같은 치료법을 적용했습니다.

그런데 남성과 여성 사이에는 병에 걸리는 이유 혹은 같은 병이어도 증상이나 중증도가 다른 경우가 종종 있어서 성별에 따른 진단과 치료법이 확립되어야 한다는 목소리가 나오고 있습니다.

예를 들면 심장질환 중에서도 허혈성 심장질환(협심증이나 심근경색 등) 발병률은 남성이 모든 연령대에서 더 높고, 순환기 질환의 이환율도 본래 남성이 더 높고 여성은 낮은 경향을 보입니다.

그 이유 중 하나는 **여성 호르몬이 미치는 영향이 크기** 때문입니다. 또 다른 이유로는 흡연자 비율, 대사증후군이 있는 비율 등

복합적 요인이 있습니다. 위험인자가 많다는 측면에서도 발병 위험이 큰 쪽은 남성입니다.

"심장질환 성차의료(性差醫療)는 남성에게 더 관심을 기울여야 하나요?"

대답은 '아니오'입니다. 남녀 비율이 편향되어 있다는 점에서 오히려 여성에게 더 관심을 기울여서 진단하고 치료해야 합니다.

여성은 심장질환 징후를 놓치기 쉽다

전 세계 통계를 보면 심장 발작을 일으킨 후 1년 이내에 사망할 확률은 남성 환자가 약 25%, 여성 환자는 약 38%로 남성보다 여성의 사망률이 높습니다.

주요 원인은 병을 나중에 발견하거나 치료를 늦게 시작했기 때문입니다.

여성과 남성 모두에게서 가장 많이 나타나는 증상은 가슴 통증이지만, **여성의 경우 턱이나 등[背]의 통증, 복통, 구토감, 호흡 곤란 등 전형적인 심장 발작의 전조 증상이 아닌 경우가 눈에 띕니다.**

얼핏 심장질환과 관련 없는 증상처럼 보여서 신체가 보내는 경고 신호임을 알아차리지 못하고 대수롭지 않게 넘깁니다. 문제는 이런 여성 환자들이 정말로 많다는 겁니다.

심장 발작을 일으킨 사람의 생명을 구하려면 신속한 대응이 필요합니다.

'어? 뭔가 조금 이상한데?'라는 생각이 들면 주저하거나 망설이지 말고 바로 구급차를 부르세요.

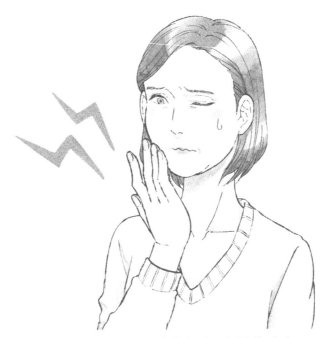

별일 아니어도 망설이지 말고 병원에 가자

여성도 적극적으로
심장 재활을 하자!

심장 재활을 권장하는 의사로서 여성들에게 한 가지 부탁이 있습니다.

사실, **심장 재활 프로그램을 실행하는 남녀의 비율도 한쪽으로 편향돼 있으며, 우리나라뿐 아니라 전 세계적으로도 여성이 심장 재활에 하지 않는 경향이 있어 문제로 대두되고 있습니다.**

방금 설명한 심장 발작뿐 아니라 허혈성 심장질환(협심증이나 심근경색 등) 같은 심장질환 전반에서 여성의 재발률이 더 높습니다. 이는 데이터로 증명된 사실이며, 이 재발률의 원인이 심장 재활을 하지 않아서라는 의견도 있습니다.

특히 50세 이상은 반드시 주의해야 합니다. 폐경으로 여성 호르몬이 감소하면 남성보다 우위였던 심장과 혈관을 보호하는 기능이 약해지면서 심장질환 발병률이 급격히 증가합니다.

심장질환에 취약한 남성은 물론, 심장질환을 인지하기 어렵고 재발률이 높은 여성들이 이 책에서 소개하는 심장 재활법을 적극적으로 실천하길 진심으로 바랄 뿐입니다.

Q

심박수 차이로
수명도 달라질까?

─────── ∿ ───────

A '학(鶴)은 천 년, 거북은 만 년'이라는 장수와 길조를 기원하는 말이 있습니다.

학도 거북도 천 년, 만 년 살지 않지만 예부터 동물의 수명이 차이 난다는 것을 알고 속담으로 표현한 것입니다.

반려동물을 키우는 사람은 반려동물이 인간으로 치면 지금 몇 살인지 궁금해하곤 합니다.

인간의 1년과 동물의 1년은 속도가 다르다는 것을 알고 인간 기준으로 동물의 나이를 계산하려는 것이죠.

여기서 작은 궁금증이 하나 생기네요. 왜 동물은 저마다 수명이 다를까요?

포유동물 중 인간만이 예외다

수명이 왜 다른지 알려면 동물의 심박수 차이를 먼저 알아야 합니다.

생쥐는 약 600~700회(수명은 약 2~3년), 고양이는 약 120~180회(수명은 약 10~15년), 코끼리는 약 30~40회(수명은 약 60~70년)로, 분당 심박수도 큰 차이가 있다는 것을 알 수 있습니다.

기본적으로 포유동물은 몸집이 클수록 심박수는 적어지고 수명은 길어진다고 알려져 있습니다.

한편, 심장 박동 속도에는 차이가 있지만, **평생 심박수는 동물의 몸집이나 종류와 상관없이 대체로 일정한 범위 안에 든다**는 흥미로운 데이터도 있습니다.

즉 포유동물의 수명은 심박수로 정해지며, 야생동물의 경우 약 7~10억 회의 심장 박동이 가능한 구조라는 이야기입니다.

이런 이유에서 '심장이 빨리 뛰는 사람은 일찍 사망한다'라는 속설도 일리가 있어 보입니다.

하지만 '기본적'이라는 말을 썼듯이 인간은 예외입니다.

인간의 심박수는 분당 약 60~80회, 1년으로 환산하면 약

인간을 제외한 포유동물의 몸집은
수명과 심박수에 영향을 미친

생쥐

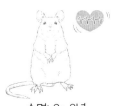

수명: 2~3년
심박수: 600~700회/분

고양이

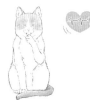

수명: 10~15년
심박수: 120~180회/분

사람

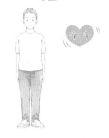

수명: 80~90년
심박수: 60~80회/분

기린

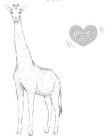

수명: 10~27년
심박수: 60~80회/분

호랑이

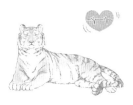

수명: 15~20년
심박수: 60~80회/분

코끼리

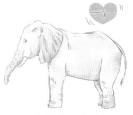

수명: 60~70년
심박수: 30~40회/분

3,150만~4,200만 회입니다. 포유동물의 평생 심박수에서 수명을 산출하면 약 16~31년으로 나옵니다. 현재 80년 넘게 살고 있는 인간의 평균 수명과는 다소 거리가 있습니다.

참고로 인간과 심박수가 비슷한 기린이나 호랑이의 수명이 20년 전후라는 점에서 오직 인간만이 변칙적인 존재임을 알 수 있습니다.

운동 부족은 심장의 업무량을 늘리는 요인이 되다

왜 인간에게는 포유동물에 대한 심박수 상식이 통용되지 않을까요?

인간이 야생동물과 가장 다른 점은 문명사회를 이룩하고 의료 분야의 발전을 이루었다는 것입니다. 실제로도 위생 환경 및 일상생활 개선, 질병 예방과 치료가 발달하면서 평균 수명도 길어지고 있습니다.

또 **인간은 운동 여부와 먹는 음식에 따라 수명이 달라집니다.**

그래서 심박수 차이만으로 수명의 길이를 측정할 수 없으며, 특히 생활습관병이 사회문제로 대두되는 현대 사회에서 심장질환의 위험 요인은 개인차가 너무 큽니다.

하지만 심박수를 줄인다는 관점에서는 유산소 운동 습관이 무엇보다 중요합니다.

올림픽 마라톤 선수의 심박수는 분당 약 30~40회라고 합니다. 심박수가 줄었다는 것은 한 번의 박동으로 심장에서 공급하는 혈액량(=박출량)이 많아졌다는 의미입니다. 1분 동안 심장이 해야 할 일이 줄었다고 생각하면 이해하기 쉽습니다.

반대로 심장의 박출량이 줄면 안정된 상태에서 측정한 심박수는 올라갑니다. 일상에 대입해 보면 '화장실에 가기만 해도 두근거린다'는 증상이 여기에 해당하는데, 원인은 운동 부족으로 심장이 해야 할 일이 많아졌기 때문입니다.

심박수 차이가 반드시 수명과 직결된다고 단정 지을 수는 없습니다. 다만 심장이 받는 부담을 고려한다면 심박수를 줄이는 행위에 큰 의의가 있습니다.

Q

흡연은 심장에
어떤 해를 끼칠까?

∿

A 허혈성 심장질환(협심증이나 심근경색 등)을 비롯해 심장
질환에는 여러 종류가 있습니다.

이 심장질환의 고위험 요인 중 하나가 '흡연'이며, 합법적인 기
호품으로 인정받고 있는 담배도 심장 재활 관점에서 보면 언어도
단입니다.

흔히들 쓰는 '백해무익'은 절대 과장된 표현이 아닙니다. 담배
는 심장질환을 포함해 암이나 뇌졸중 등의 순환기 질환, 만성 폐
경색 폐질환(COPD)이나 결핵 같은 호흡기 질환 등 여러 질환과
밀접한 관련이 있고, 각 질환의 발병률과 사망 위험을 높입니다.

아직도 담배를 피우고 있다면 당장 금연하길 바랍니다.

심장질환 치료 시 담배는 절대적인 금지 사항입니다.

폐가 아프면
심장의 부담이 커진다

담배 연기에는 약 4,000가지 종류의 물질이 있고, 이중 건강에 해롭다고 알려진 유해 물질은 200종류 이상입니다. 게다가 발암 물질은 약 60종류라고 합니다.

특히 니코틴, 타르, 일산화탄소는 담배의 3대 유해 물질입니다.

일산화탄소는 산소 결핍 상태(적혈구 증가)나 동맥경화를 촉진하고, 니코틴은 말초혈관을 수축시켜 혈류를 악화시키며 심박수와 혈압을 상승시켜 심장의 부하를 높입니다.

담배를 피우면 '혈액이 끈적해지는' 이유는 적혈구증가증(polycythemia) 때문입니다. 혈액 속 적혈구가 과잉돼 전신에 충분한 산소와 영양을 공급할 수 없는 상태입니다.

이처럼 담배는 목과 폐에 직접적인 악영향을 줄 뿐만 아니라 심장과 혈관에도 여러 장애를 일으킵니다.

폐와 심장은 전신에 혈액을 순환시키는 역할자로서 떼려야 뗄 수 없는 관계입니다.

심부전이면 폐가 호흡수를 늘려 심장을 돕고, 호흡 부전(호흡 기능 상실)이면 심장이 심박수를 올려 폐를 도와줍니다. **심장과 폐는 상부상조의 관계이므로 한쪽이 아프면 필연적으로 다른 한쪽이 과로 상태에 빠집니다.**

흡연은 자기 자신뿐 아니라
다른 사람도 죽인다

흡연자 이상으로 담배의 해로운 영향을 받는 사람이 간접흡연자입니다.

충격적인 이야기지만 **매년 약 1만 5,000명이 간접흡연으로 목숨을 잃습니다.**

이중 약 1만 명이 여성으로 남녀 비율이 극단적으로 편향돼 있다는 것이 큰 특징입니다. 그리고 그 사인은 '뇌졸중' '허혈성 심장 질환' '암'으로 집중됩니다.

요컨대 간접흡연자의 3대 사망 원인이 3대 사망 원인 그 자체인 셈이죠.

'나는 최신형 전자 담배를 피우니까 연기도 안 나오고 다른 사람에게 피해도 주지 않는다.'

혹시 이런 생각을 하지 않았나요?

전자 담배는 궐련 담배보다 확실히 간접흡연을 줄일지도 모릅니다.

하지만 **흡연자가 내뱉는 숨에 포함된 유해 물질은 담배 종류에 상관없이 모두 같습니다.** 담배가 위법이 아니라지만, 자칫하면 살인

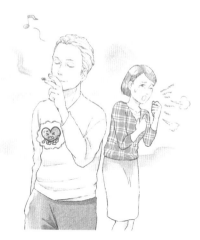

**흡연은 자기 자신뿐 아니라
다른 사람을 죽이는 흉기가 되기도 한다**

의 흉기로 둔갑할 수 있다는 것을 흡연자는 알고 있어야 합니다.

오랜 기간 담배를 피웠어도 금연을 하면 여러 질환에 노출되는 위험이 확실히 감소합니다.

가족이나 주변 사람들에게 공개적으로 금연을 선포하거나, 라이터 등 흡연에 관련된 모든 물건을 버리는 등 행동으로 옮겨야 합니다.

이렇게까지 했는데도 금연에 실패했다면 의료기관을 방문해 금연 관련 진찰을 받고 전문가의 힘을 빌려 보세요.

심장질환에는
어떤 종류가 있을까?

이 책에서는 이해를 돕기 위해 '심장질환'이라는 표현을 사용했는데요. 학문적으로는 **심장 또는 혈관에 생기는 병을 총칭해 '심혈관 질환(CVD: Cardio Vascular Disease)'**이라고 부릅니다.

미국에서는 뇌졸중(뇌혈관 질환)도 심혈관 질환에 포함되지만, 우리나라에서는 심근경색보다 뇌졸중의 비율이 높아 '심장질환'과 '뇌혈관 질환'을 구분합니다.

여기서는 심장질환과 이에 관련된 증상을 살펴봅니다.

허혈성 심장질환(관상동맥 질환)

허혈성 심장질환이란 관동맥에 문제가 생겨 심장(심근)에 영양분과 산소가 포함된 혈액을 충분히 공급할 수 없는 질환을 말합니다.

대표적인 심장질환이며, 주로 **관상동맥의 혈류가 나빠지는 '협심증'과 혈류 자체가 막히는 '심근경색'** 2가지로 분류됩니다.

협심증

협심증은 관상동맥이 동맥경화나 경련으로 인해 좁아지면서 발생하는 질환을 말합니다.

혈류가 나빠지면 심근이 일시적으로 산소가 부족한 상태가 되어 심장이 꽉 조여오는 통증이나 식은땀이 증상으로 나타납니다.

심근이 괴사하는 증상은 아니므로 **안정을 취하거나 약물을 복용하면 통상적으로 15분 내외로 가슴 통증이나 발작은 가라앉습니다.**

경련으로 인한 협심증은 '관상동맥 경련성 협심증' 또는 '안정형 협심증'이라고 불리며, 그 이름에 맞게 늦은 밤이나 이른 아침, 해 뜰 무렵 등 잠자리에 누워 안정을 취하고 있을 때 발작을 일으키는 경우가 많습니다.

　이 관상동맥 경련성 협심증은 우리나라 사람에게 많이 나타나는 질환으로 남성에게서 많이 관찰됩니다. 주요 원인은 흡연이나 불면증, 과로, 스트레스, 과호흡, 알코올 과다 섭취 등입니다. 특히 **흡연은 관상동맥 경련성 협심증을 일으키는 고위험인자**입니다.

관상동맥 경련성 협심증이 생기는 원리

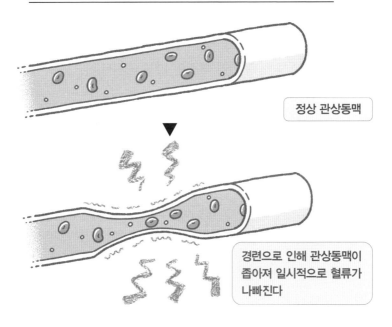

정상 관상동맥

경련으로 인해 관상동맥이 좁아져 일시적으로 혈류가 나빠진다

⌇ 심근경색

심근경색은 동맥경화로 축적된 플라크가 파열되어 관상동맥이 완전히 막히는 질환을 말합니다.

증상으로는 죽음의 공포가 엄습하는 극심한 가슴 통증이 30분 이상 지속되고 식은땀이 흐르거나, 안색이 창백해지는 등 '생명의 위협'을 본능적으로 감지합니다. 협심증과 다르게 **안정을 취하거나 약물을 복용해도 통증은 사라지지 않습니다.**

또 심근은 단 한 번만 괴사해도 회복되지 않으며 심부전이나 부정맥을 일으키는 원인이 되어 최악의 경우 사망에 이르는 굉장히 무서운 병입니다.

심근경색 대부분이 '급성 심근경색'이며, 불안정한 플라크가 갑자기 파열되면서 혈관 안에 혈전이 바로 생깁니다.

⌇ 동맥경화

허혈성 심장질환을 설명할 때 자주 언급된 동맥경화도 살펴보도록 하죠.

동맥경화란 생활습관병이나 노화로 인해 혈관 내막(혈관 벽 안쪽)에 LDL 콜레스테롤 등의 지방이 쌓여 혈관이 좁아지고 굳어지는 상태를 말합니다.

동맥경화가 생기는 원리

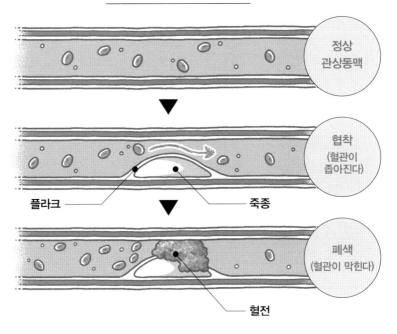

혈액 순환이 나빠지고, 병이 진행되면 혈전이 생겨 혈관을 완전히 막아버립니다. 이밖에도 신축성, 탄력성이 없어져 혈관 자체도 쉽게 파열된다는 특징이 있습니다.

참고로 LDL 콜레스테롤 등에서 만들어진 덩어리를 '죽종(粥腫)'이라고 하며, 이 죽종으로 인해 내막에 생긴 '혹 같은 덩어리'를

'플라크'라고 합니다.

동맥경화는 **허혈성 심장질환뿐 아니라 뇌경색이나 뇌출혈, 신경화증, 말초동맥질환(PAD) 등 생명을 위협하는 고위험군 질병을 유발합니다.** 우리 몸의 모든 혈관(동맥)에서 발생할 수 있다는 점을 알아두길 바랍니다.

심부전

심부전은 심장에서 가장 중요한 펌프 기능이 저하되어 전신에 충분한 혈액을 공급하지 못하게 합니다. 병명이 아니며, 심장이 약해지면서 다리 부종이 생기거나, 숨이 차오르는 호흡 곤란이나 쉽게 피로해지는 증상이 나타나는 상태를 말합니다.

심부전은 크게 **혈액을 공급하는 힘이 약한 '수축기 심부전'과 심장이 제대로 늘어나지 않는 '이완기 심부전'** 2가지로 나뉩니다. 현재는 이완기 심부전이 원인이 되는 '박출률보존심부전(HFpEF)' 이 증가했으며, 심장이 건강한 사람도 심부전을 진단받는 경우가 많아졌습니다(자세한 내용은 192쪽에서 설명).

이완기 심부전은 허혈성 심장질환에서 진행되는 경우가 많은데, 원인이 되는 질병은 다양하며 수많은 질병의 종착지가 신부전이라고 할 수 있습니다.

심장판막증

우선 심장(그리고 폐) 속의 혈액은 '우심방→우심실→폐동맥→
폐→폐정맥→좌심방→좌심실' 순으로 한 방향으로 일정하게 흐
르고 있습니다.

심장 내부에는 혈액의 역류를 막기 위해 우심방과 우심실 사이
에 '삼첨판막(tricuspid)'이 있고, 우심실의 출구(폐동맥)에는 '폐
동맥판막', 좌심방과 좌심실 사이에는 '승모판막', 좌심실의 출구(대
동맥)에 '대동맥판막' 이렇게 4개의 판막이 있습니다.

심장판막증의 2가지 유형

협착증

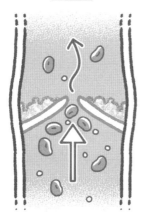

판막이 잘 열리지 않아
혈액 순환을 방해한다

폐쇄 부전증

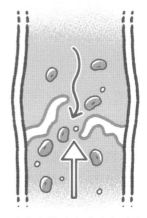

판막이 완전히 닫히지 않아
혈액이 역류한다

심장판막증이란 이 판막에 문제가 생긴 질환의 총칭이며, 혈액이 나가야 하는 순간에 **판막이 충분히 열리지 않는 '협착증'**, 판막이 닫혀야 하는 순간에 완전히 닫히지 않고 **혈액이 역류하는 '폐쇄 부전증'** 2가지 유형이 있습니다.

이는 심장의 펌프 기능과 직결되기 때문에 가슴 통증, 두근거림, 호흡 곤란, 피로감, 어지러움, 실신 등 심부전 악화로 여겨질 만한 증상이 많이 관찰된다는 특징도 있습니다.

부정맥

부정맥은 자극 전도계에 문제가 생겨 심장 박동 리듬이나 속도가 불규칙한 질환을 말합니다.

주로 다음 3가지로 분류됩니다.

①**빈맥** … 분당 심박수가 100회 이상

②**서맥** … 분당 심박수가 50회 미만

③**조기수축** … 정상 심장 박동 사이에 불규칙한 박동이 나타난다 (맥이 튄다)

'빈맥(頻脈)'의 종류에는 심방세동, 발작성 상심실성 빈맥, 심실

빈맥이 있습니다. '서맥(徐脈)'의 종류는 동기능부전증후군과 방실 차단이 있으며, '조기수축' 종류에는 심방 조기수축, 심실 조기수축 등이 있습니다.

부정맥의 원인은 과식, 과음, 과로, 스트레스, 수면 부족 등의 생활 습관에 있습니다.

조기수축은 건강한 사람에게서도 흔하게 나타나는 현상이므로 특별히 치료할 필요는 없습니다.

반면 빈맥과 서맥은 생활 습관 개선 및 약물 치료가 필요하며, 증상이 심각한 경우 전극도자 절제술, 이식형 제세동기, 인공 심박동기 같은 비약물 치료를 통해 심박수의 리듬과 속도를 정상으로 되돌려 놓습니다.

심근증

심근증이란 심근질환을 말합니다.

넓은 의미로는 심근경색으로 인해 심근이 손상된 경우까지 포함하지만, 좁은 의미에서는 심근 자체에 있는 병을 가리킵니다.

주요 심근증에는 **심실의 수축이 저하되어 점점 확대되는 '확장성 심근병증'과 심장의 벽이 두꺼워지는 '비후성 심근증'**이 있습니다.

유전적 요인이나 면역 이상, 염증 등이 주요 원인으로 지목되는 가운데 구체적으로 밝혀진 바는 없습니다.

선천성 심장질환

선천성 심장질환이란 태어날 때부터 심장의 형태나 기능에 이상이 있는 질환을 말합니다.

주로 산소량이 적은 정맥혈이 이상이 생긴 심장의 구멍을 통과해 대동맥에서 전신으로 흘러나가 **입술이나 손발이 보라색으로 변하는 '청색성 심장질환'**, 심장에 구멍이 있어 대량의 혈액이 원래와는 다른 방향으로 흘러가 **심장이나 폐에 부담을 주는 '비청색성 심장질환'** 2가지로 분류됩니다.

말초동맥질환(PAD)

PAD(Peripheral Arterial Disease)라고 불리는 말초동맥질환은 머리나 다리, 신장 등으로 혈액을 공급하는 말초동맥이 좁아지거나 막혀서 혈류가 나빠지는 질환을 말합니다.

손발에 저림이나 통증이 오는 특징이 있고, 걸으면 다리가 아푼 등 손보다는 다리 혈관에서 많이 관찰됩니다.

말초동맥질환의 90% 이상이 동맥경화로 인한 폐색성 동맥경화증(ASO, Arterio Sclerosis Obliterans)입니다. 따라서 동맥경화로 인한 허혈성 심장질환이나 뇌경색이 합병증으로 오게 될 확률도 높아 말초동맥질환 환자에게는 심장 재활 프로그램을 강력하게 권하고 있습니다.

Q

심정지 = 사망이 아니다?

 인간의 죽음은 무엇으로 정의될까요?

조금은 철학적인 질문이 될 수도 있지만, **의사의 사망선고는 심장 박동 정지(심정지), 자발 호흡 정지, 뇌 기능 정지(동공 확장 및 동공 빛 반사 소실), 이 3가지를 기준으로 생명 활동이 정지 (사망)했다고 판정합니다.**

하지만 죽음의 정의는 국가마다 조금씩 다르며, 우리나라에서 도 심정지를 사망으로 볼지 뇌사를 사망으로 볼지 논란이 있습니 다. 특히 장기 이식에 관해서는 윤리적인 관점에서 논의가 진행 중 입니다.

예를 들어, 소설 속 이야기가 아니라 현실 세계에서도 '수년간 혼수상태로 누워 있다가 의식이 돌아오는' 경우가 드물지만 분명

존재합니다.

'뇌사'와 '식물 상태'는 비슷해 보이지만 다르다

갑작스럽지만 질문 하나 드리겠습니다. '뇌사'와 '식물 상태'의 차이를 아시나요?

뇌의 구조는 역할에 따라 크게 다음 3가지로 나뉩니다.

대뇌 … 지각, 기억, 판단, 운동 명령, 감정 등 고도의 마음 기능

소뇌 … 운동이나 자세를 조절하는 기능

뇌간 … 호흡·순환 기능 조절이나 의식 전달 등 생존에 필요한 기능

사고 등이 발생해 뇌가 손상을 입어도, 다친 부위가 대뇌나 소뇌라면 손상 정도에 따라 회복할 가능성이 있습니다.

하지만 **생명 활동을 관장하는 뇌간이 손상을 입으면, 유감스럽지만 회복할 가능성이 없고 어떤 치료를 해도 본래 상태로 돌아가지 않습니다.**

뇌사도 식물 상태도 모두 대뇌가 기능하지 않기 때문에 몸이 움직이지 않고, 말도 나오지 않으며, 누워만 있는 상태입니다. 둘의

차이점은 '뇌간의 기능 소실 여부'입니다.

뇌사란 뇌간을 포함한 뇌 전체의 기능이 소실된 상태를 말합니다.

약물을 투여하거나 인공호흡기를 달면 당분간은 죽음을 늦출 수 있지만, 대부분 며칠 내로 심장이 정지합니다.

반면 뇌간의 기능이 살아 있는 **식물 상태에서는 자발적 호흡이 가능하고 혈액 순환 기능도 소실되지 않아 누워 있는 상태에서도 몇 년 동안 생명 유지가 가능합니다. 치료를 꾸준히 받으면 환자가 의식을 회복하기도 합니다.**

우리나라에서 장기 기증 수가 제자리인 속사정

유럽과 미국을 비롯한 전 세계 대부분의 국가에서는 '뇌사'를 사망으로 간주합니다.

반면 앞서 설명했다시피 우리나라에서는 '심정지'도 사망을 정의하는 기준 중 하나입니다.

사람들에게 많이 알려지지 않은 사실인데, **뇌사와 심정지는 기증할 수 있는 장기가 다릅니다.** 생각해 보면 당연하지만, 심정지가 오면 심장은 이식할 수 없습니다.

우리나라에는 '심정지는 인간의 죽음이다'라는 인식이 뿌리 깊게 박혀 있어서, 자녀나 가족이 장기를 기증받아야 하는 상황이 오면 외국으로 나가는 수밖에 없는 이유가 되기도 합니다.

기증할 수 있는 장기가 다르다

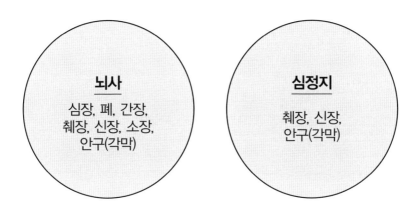

이밖에도 건강보험증이나 운전면허증, 의료보험증 뒷면에 기증자 카드(장기 기증 희망 등록 카드)에서도 차이가 분명히 드러납니다. 우리나라에서는 항목에 동그라미로 표시해 장기 기증 의사를 밝히지만, 외국에서는 정반대로 아무것도 쓰여 있지 않으면 모든 장기 기증에 동의한 것으로 간주합니다.

우리나라의 장기 이식 수술은 상당히 우수한 수준입니다. 이식후 거부반응, 거부반응을 억제하는 면역억제제로 인한 감염, 동맥경화 촉진 등 다양한 예후를 고려해도 장기 이식 후 생존율은 국

제 레지스트리(환자 데이터베이스)와 비교해도 상당히 양호하다
고 볼 수 있습니다.

장기 이식은 해결해야 할 문제가 남아있는 커다란 과제지만,
의사로서는 한 명이라도 더 많이 구원받는 미래를 소망하고 있
습니다.

Q

코로나 백신을 접종하면
심근경색이 더 잘 생긴다?

A 2020년 초, 예고도 없이 찾아온 '코로나 바이러스'는 어
느 정도 잠잠해졌으나 완전히 불식되지는 않았습니다. 뉴
스에서 대대적으로 보도하지 않을 뿐 신규 감염자는 계속 나오고
있고 국가 주도하에 백신을 접종하고 있습니다.

이 책의 독자 중에도 코로나 바이러스에 감염되었던 사람이 많
을 것이며 아마 한 번 이상은 백신 접종을 했을 것입니다.

백신 접종 시 여러분은 후유증과 부작용을 걱정하지 않았나
요? 특히 백신 접종 부작용은 누구나 겪을 수 있는 일이라 온 국
민이 관심을 가졌습니다. 개인차는 있지만, 발열, 두통, 근육 또는
관절 통증이 있었다는 보고가 다수 확인되었습니다.

저 역시 환자들에게 자주 질문을 받습니다. 예민한 성격인 환
자일수록 심각한 부작용을 겪을까 봐 걱정하였습니다.

당연하지만, 심장에 백신 접종이 나쁜 영향을 미치는지, 더 직접적으로는 심근경색 발병 가능성이 커지는지 궁금해하는 환자도 많습니다.

위험이 없진 않지만 크게 걱정할 정도는 아니다

결론부터 말하자면, 심근경색 발병 가능성은 확실히 알 수 없습니다.

알 수 없다는 것은 영향력 여부를 단정할 수 없다는 뜻입니다. 즉 보고 수가 적다(또는 없다)는 의미이니 크게 걱정할 필요 없다고 볼 수 있습니다.

다만 백신 접종 후에 심근염이나 심장염으로 의심되는 사례가 국내외에서 여러 건 확인되었습니다.

심근염은 심장의 근육에 염증이 있는 상태입니다. 가슴 통증, 과호흡, 두근거림 증상이 심해지면 부정맥이나 심부전을 일으킵니다.

심막염은 심장을 감싸고 있는 주머니 모양의 심막 조직에 염증이 생긴 증상으로 발열과 가슴 통증을 동반한다는 특징이 있습니다. 합병증으로 심근염이 따라오기도 합니다.

대부분 가벼운 증상이지만, 아주 드물게 백신 접종 후에 심근염이나 심막염이 생겼다는 보고가 있습니다.

이런 이유로 백신이 위험이 전혀 없다고 할 수는 없습니다. 낮은 확률이지만 심장이 손상되기도 합니다.

백신 접종이 고민이라면 답은 하나다

경향으로 보면 고령자보다 청년층에서, 여성보다 남성에게서 많은 사례가 관찰됩니다. 즉 10~20대 남성은 발병률이 다소 높다는 이야기죠. 중증으로 넘어가는 경우는 거의 없지만, 흉부에 불편함이 느껴지는 등 어떠한 의심이 들면 바로 병원으로 가세요.

그런데 한편으로는 2023년에서 백신 접종보다 코로나 감염으로 인해 심근염이나 심막염이 합병증으로 오는 확률이 더 높다는 사실이 밝혀졌습니다. 즉 백신 접종으로 인한 부작용보다 얻게 될 이득이 훨씬 많습니다.

심장을 관리하는 관점에서는 코로나 백신 접종하는 것이 현명한 선택입니다. 이렇게 결론 내릴 수 있겠습니다.

마지막으로

　제가 '심장 재활'에 관심이 생긴 건 도호쿠대학 의학부를 졸업하고 레지던트가 된 지 얼마 안 되었을 때입니다.

　심장질환 등의 내과질환 환자를 진단하고 치료하며 밤낮없이 일하고 배우는 중이었습니다. 퇴원할 때 정상적인 생활을 할 수 있을지, 직장에 복귀할 수 있을지 초조해하는 환자와 그 가족, 빠른 재발로 다시 입원하는 환자를 보며 '내가 해줄 수 있는 일이 더 없을까?'라는 부족함을 느끼던 시기였죠.

　이맘때쯤 우연히 병원 도서관에서 후생노동성에서 발간한 전국 심장 재활 프로그램 책을 발견했습니다. 이 책자에는 심근경색으로 입원한 환자가 건강하게 퇴원할 때까지 절대적인 안정을 취하지 않고 목욕, 산책 등의 운동 치료를 시작하고 심장질환에 대한 이해, 일상에서의 주의 사항을 알려주는 교육 등의 순서를 기록한 프로그램이 적혀있었습니다. 그 순간 '이게 바로 내가 원하던 거야!'라고 생각했습니다. 이렇게 해서 환자의 불안감을 없애고 일상을 지지하며 재발을 막는 심장 재활에 지대한 관심을 가지게 된 것입니다.

　하지만 이 당시의 심장 재활은 '실학'이자 '연구가 필요한 학문'

이라는 인식이 없었습니다. 애당초 심장 재활을 본격적으로 연구하는 대학이 우리나라에 거의 없었습니다. 아쉬움을 뒤로 한 채 저는 일단 다른 길을 걷기로 했습니다.

시간이 흘러 1994년이 되었습니다. 모교인 도호쿠대학원에 내부 장애 재활과가 우리나라 최초로 설립되었고 '심장 재활 참가 의사 모집' 소식이 제 귀에 들어왔습니다.

모교에서 재활 연구와 임상을 동시에 할 수 있다니, 내 평생 다시없을 기회라는 생각이 들어 당장 참가 의사를 밝혔고, 이때부터 심장 재활을 비롯한 다양한 영역의 재활 연구와 임상에 정진하게 되었습니다.

심장 재활의 개념은 이전부터 내과, 순환기과, 재활과 의사들 사이에서 어느 정도 알려져 있었습니다. 그러나 심장 재활을 실제로 처방하는 의사는 현재로써도 충분하다고 볼 수 없습니다.

그래도 30년의 세월 동안 심장 재활을 둘러싼 상황은 크게 달라졌습니다.

본문에서도 말했다시피 심장 재활의 명백한 유효성이 증명되어 가이드라인에도 '최고 수준의 의료'라고 명시되어 있습니다.

1995년, 일본심장재활학회가 설립(당시 회원 수 248명)된 이후 크게 성장하여 현재는 회원 수 1만 5,000명이 넘는 세상에서 가장 큰 규모가 되었습니다. 그리고 심장 재활의 이론과 실전 경험이 풍부한 심장 재활 지도사가 7,000명 이상 있습니다. 덕분에 지금은 심장 재활 지도사가 근무하는 병원과 시설이면 양질의 심장 재활을 받을 수 있습니다.

물론 저도 설립 당시부터 함께하던 회원이며 2008년부터 정년인 2022년까지 14년 동안 이사직에 역임했습니다. 이 중 8년은 진료보수대책위원장 자리에서 진료보수 대응 질환 확대와 시설 인증 조건 완화 등 심장 재활 보급에 매진했고, 2013년에는 학회장도 역임했습니다.

심장 재활은 단순히 심장 기능을 회복하기 위한 수단이 아닙니다. 생활습관병, 심장질환을 예방 및 개선하고 건강하게 오래 살기 위한 안전하고도 확실한 방법입니다. 심장 재활을 꾸준히 하면 심장질환이 있기 전보다 더 건강하게 사는 사람도 많습니다.

이 책을 읽고 심장이 튼튼해지고 건강하게 장수를 누리는 사람이 많아지는 데 조금이나마 보탬이 된다면 그보다 큰 기쁨은 없을 겁니다.

고즈키 마사히로

권말 자료

의료 기술의 4가지 관점
(추천 클래스와 과학적 근거 레벨)

권장 클래스 분류

클래스 I	수기·치료가 유효·유용하다는 과학적 근거가 있다. 또는 견해가 널리 일치한다
클래스 IIa	과학적 근거·견해가 유효·유용한 가능성이 높다
클래스 IIb	과학적 근거·견해의 유효성·유용성이 많이 확립되어 있지 않다
클래스 III No benefit	수기·치료가 유효·유용하지 않다는 과학적 근거가 있다. 또는 견해가 널리 일치한다
클래스 III Harm	수기·치료가 유해하다는 과학적 근거가 있다. 또는 견해가 널리 일치한다

과학적 근거 레벨

레벨 A	복수의 랜덤화 개입 임상 실험 또는 메타 분석으로 실증된 것
레벨 B	단일의 랜덤화 개입 임상 실험 또는 랜덤화 개입이 아닌 대규모 임상 실험에서 실증된 것
레벨 C	전문가 및/ 소규모 임상 실험(소극적인 실험 및 등록 포함)으로 의견이 일치한 것

출전: 심혈관 질환에 대한 심장 재활에 관한 가이드라인 2021년도 개정판
(일본순환기학회, 일본심장재활학회 등 12개 학회)

Minds 권장 등급

등급 A	강한 과학적 근거가 있고, 실행을 강하게 권장한다
등급 B	과학적 근거가 있고, 실행을 권장한다
등급 C1	과학적 근거는 없지만, 실행을 권장한다
등급 C2	과학적 근거는 없고 실행하지 않도록 권장한다
등급 D	효과 없음 또는 해를 끼친다는 과학적 근거가 있고, 실행하지 않도록 권장한다

Minds 과학적 근거 분류

I	체계적 검토/ 랜덤화 비교 실험 메타 분석
II	랜덤화 비교 실험
III	비랜덤화 비교 실험
IVa	분석역학적 연구 (코호트 조사)
IVb	분석역학적 연구 (사례 대조 연구, 횡단 연구)
V	기술 연구 (증례 보고나 사례 시리즈)
VI	환자 데이터를 과학적 근거로 보지 않는다. 전문위원회나 전문가 개인의 의견

'권장 클래스 분류', '과학적 근거 레벨', 'Minds 권장 등급', 'Minds 과학적 근거 분류'는 각 3~7단계로 분류돼 있다. 이중 'I' 및 'A'가 최고 등급이다.

심장 재활은 급성 관상동맥 증후군(협심증이나 심근경색), 만성 심부전, 심장 수술 후, 말초 동맥 질환, 심장 이식 후 등 여러 심장질환 중 'IAAI' 최고 등급 평가를 부여받았다.

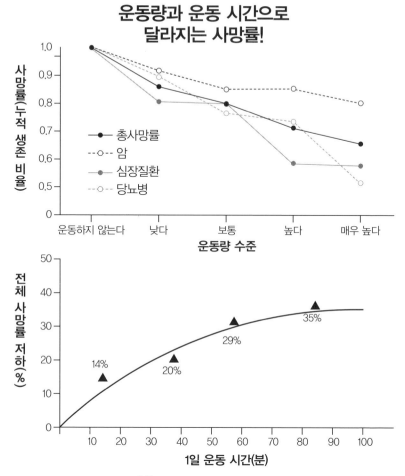

운동량과 운동 시간으로
달라지는 사망률!

사망률(누적 생존 비율)

- ●── 총사망률
- --○-- 암
- ●── 심장질환
- --○-- 당뇨병

운동하지 않는다　낮다　보통　높다　매우 높다

운동량 수준

전체 사망률 저하(%)

14%
20%
29%
35%

1일 운동 시간(분)

출전 : Wen CP. et al. Lancet 2011;378:1244–1253

　1996년부터 2008년에 걸쳐 홍콩의 지역 일반 주민 41만 6,175명(남성 19만 9,265명, 여성 21만 6,910명)을 대상으로 운동과 질병 및 수명 사이에 어떤 연관성이 있는지 조사한 대규모 연구.

　상단 그래프는 가로축이 운동량, 세로축이 사망률(누적 생존 비율)을 보여 준다. 운동량이 많을수록 총사망률도, 질병별 사망률도 낮다는 사실을 알 수 있다.

　하단 그래프는 가로축이 1일 운동 시간, 세로축은 전체 사망률 저하 정도를 보여 준다. 운동 시간이 길수록 사망률도 저하된다는 사실을 알 수 있다.

회복기 반년 동안 심장 재활을 하면
이렇게 달라진다!

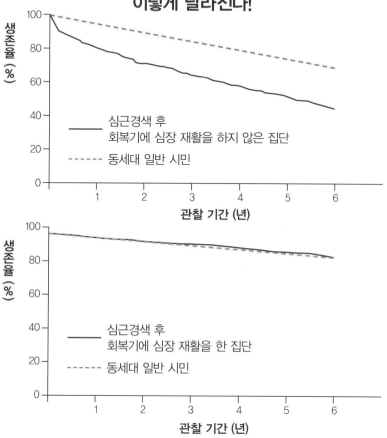

출전 : Witt BJ et al. J Am Coll Cardiol 2004;44: 988-96

대상: 미국 미네소타주 심근경색 환자의 사례 1,821건

결과: 사망 사례 774건, 재발 사례 493건 (추적 기간 6년)
　　　회복기에 심장 재활을 하면 사망률 56% 감소, 재발률 28% 감소

운동 자각도의 운동 강도 기준

주관적 운동 강도		
20		
19	상당히 힘들다	
18		
17	꽤 힘들다	
16		
15	힘들다	
14		
13	약간 힘들다	심장 재활에 적정 강도
12		
11	편한다	
10		
9	꽤 편하다	
8		
7	상당히 편하다	
6		

출전: 심혈관 질환에 대한 심장 재활에 관한 가이드라인 2021년도 개정판
(일본순환기학회, 일본심장재활학회 등 12개 학회)

스웨덴의 심리학자 보그가 고안한 운동 자각도는 운동하는 당사자가 운동하면서 자신의 감각(주로 피로도)을 주관적으로 평가하는 방법이다.

심장 재활로써의 운동 강도는 보그 지수 '13(약간 힘들다)∼12(약간 힘들고 편한 강도 사이)' 정도가 적절하다. 숨이 차지 않고 운동하면서 대화할 수 있을 정도의 강도가 바람직하며, 숨이 차서 대화가 도중에 끊길 정도면 너무 강도가 세다.

강도가 지나치게 높은 운동은 혈액 내 젖산의 농도를 높여 심장이 받는 부담이 커지거나, 운동 그 자체의 효과를 낮추고 부상의 위험도를 높인다.

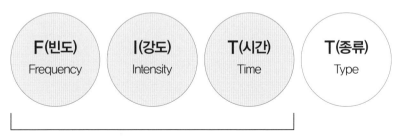

FITT
~운동 처방의 4가지 원칙~

F(빈도) Frequency

I(강도) Intensity

T(시간) Time

T(종류) Type

V(운동량) Volume = F(빈도) × I(강도) × T(시간)

출전: 심혈관 질환에 대한 재활에 관한 가이드라인 2021년도 개정판
　　(일본순환기학회, 일본심장재활학회 등 12개 학회)

의사가 처방하는 운동 치료. 'F : Frequency = 빈도' 'I : Intensity = 강도' 'T : Time = 시간' 'T: Type = 빈도' 이 4가지에 중점을 둔다.

참고로 T(종류)를 제외한 F(빈도), I(강도), T(시간)의 양을 'V : Volume=운동량'이라고 하며, V(운동량)을 늘려야 심장 재활의 효과도 커진다.

훈련이라고 하면 I(강도)에만 집중하게 되지만 사실 안전이 가장 중요하다. 심장질환 환자는 F(빈도)를 늘리거나, T(시간)를 늘리는 것이 중요하다.

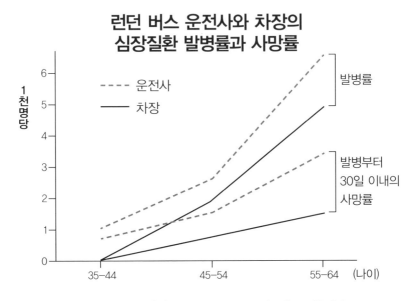

런던 버스 운전사와 차장의 심장질환 발병률과 사망률

1 천 명 당

6
5
4
3
2
1
0

- - - - 운전사
——— 차장

발병률

발병부터
30일 이내의
사망률

35–44   45–54   55–64   (나이)

출전: : Morris et al. Lancet 265(6796):1111–1120, 1953

런던의 이층 버스 운전사와 차장은 사망률 차이가 크다

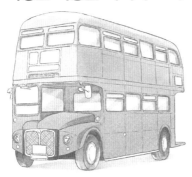

1953년 런던 버스를 주제로 조사한 심장질환 연구.

이층 버스 운전사(앉아 있는 시간이 긴 직업)와 버스 정산 업무를 담당하는 차장(서 있는 시간이 긴 직업)을 비교했다. 심장질환 발병률, 심장질환으로 인한 사망률 모두 운전사가 차장보다 높았고, 특히 55세 이후에는 그 차이가 두드러지게 나타났다.

겨울은 심근경색 발병률이 높아지는 위험한 계절!

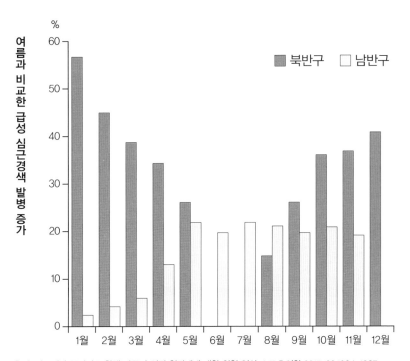

출전: 키노시타 쿠니미츠 한랭 자극과 심장 혈관계에 대한 위험 임상 스포츠의학 2015; 32:1084~1087

추위에 노출되는 겨울에는 혈압이 상승하면서 심근이 해야 할 일이 늘어나고, 관상동맥 혈류가 저하됩니다. 또 호흡기 감염을 동반하는 심근허혈 증세가 더 악화하기 때문에 급성 심근경색 발병률이 높아지는 가장 위험한 계절.

집 안에 있어도 따뜻한 거실에서 추운 욕실이나 화장실로 이동할 때 기온 변화에 주의해야 한다. 또 '잠깐 신문을 가지러 가는 정도쯤이야…'라는 생각으로 얇은 옷을 입고 집을 나서면 안 된다. 히트 쇼크를 일으키는 조건이 충족되기 때문에 짧은 시간이어도 겉옷을 걸치는 등 기온 차이가 크게 벌어지지 않도록 주의가 필요하다.

주요 사망 원인에 따른 사망률의 연도별 추이

(인구 10만 명)

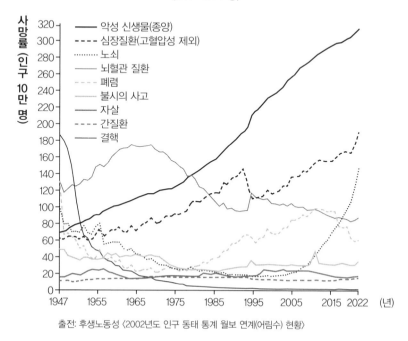

출전: 후생노동성 〈2002년도 인구 동태 통계 월보 연계(어림수) 현황〉

주: 1) 1994년까지의 '심질감(고혈압성 제외)'은 '심장질환'이다.
   2) 1994년·1995년의 '심장질환(고혈압성 제외)' 저하는 사망진단서(사체 검안서, 1995년 1월 시행)에 대해 '사망 원인란에는 질환 종말기의 상태에서의 심부전, 호흡 부전 등은 쓰지 말아 주세요'라는 주의 사항은 시행 전 고지의 영향에 의한 것으로 보인다.
   3) 1995년 '뇌혈관 질환'이 증가한 주요 원인은 ICD-10(1995년 1월 적용)으로 인한 원인 사망 원인 선택 규칙의 명확화에 의한 것으로 보인다.
   4) 2017년 '폐렴'이 감소한 주요 원인은 ICD-10(2013년 판)(2017년 1월 적용)으로 인한 사망 원인 선택 규칙의 명확화에 의한 것으로 보인다.

의사가 추천하는 혼자 힘으로

약해진 심장을 건강하게 만드는 방법
심장 재활법

1판 1쇄 발행 2025년 1월 3일

지은이 고즈키 마사히로
옮긴이 명다인

발행인 최봉규
발행처 청홍(지상사)
출판등록 1999년 1월 27일 제2017-000074호
주소 서울특별시 용산구 효창원로64길 6 일진빌딩 2층
우편번호 04317
전화번호 02)3453-6111 **팩시밀리** 02)3452-1440
홈페이지 www.cheonghong.com
이메일 c0583@naver.com